だいわ文庫

下半身に筋肉をつけると「太らない」「疲れない」

中野ジェームズ修一

大和書房

Prologue

下半身の筋肉をつけることがアンチエイジングのすべてです。

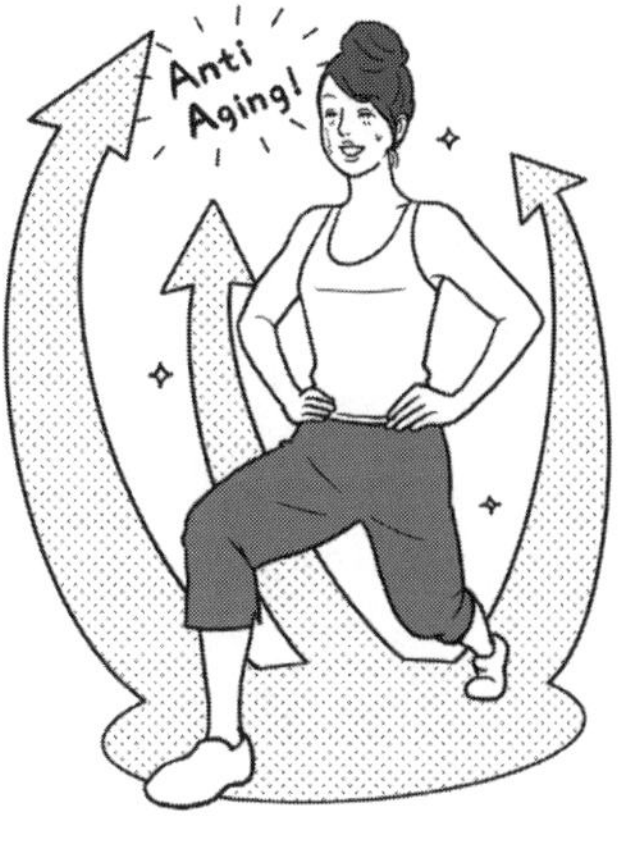

なぜ筋肉をつけることが大切なのか

30代半ばから40代の女性にとって、これからのアンチエイジング（抗加齢）に欠かせないことは、「下半身の筋肉をつけること」です。これは、私がパーソナルトレーナーとして、たくさんの女性のからだづくりをサポートしてきたなかで得た結論です。

40歳前後になると、女性も男性も、自分のからだの変化をはっきりと感じるようになります。

「痩せにくくなった」
「ボディラインが崩れてきた、肌にハリがなくなってきた」
「疲れやすい、疲れがとれなくなった」
この世代の〝3大悩み〟です。こうした肉体的な衰えを食い止め、若々しいからだを手に入れるために、もっとも有効な手段が「下半身の筋肉をつけること」なのです。

なぜ筋肉なのか、なぜ下半身なのか。それには当然根拠があります。まず、どうして筋肉をつけるとアンチエイジングになるかについて考えてみます。

たとえば、脳。脳を活性化するには、頭を使うトレーニングが効果的と思われているかもしれませんが、じつは、手足を動かすことほど脳の活性化につながるものはありません。最新の脳科学によって、運動をして筋肉を動かすことで脳の神経成長因子が35％も増えることがわかっています。

また、「痩せる」ということを考えてみても、筋肉ほど脂肪をエネルギー源として消費してくれるものはありません。筋肉量を増やせば、普段の生活のなかで使われるエネルギーが多くなり、効率的に脂肪は燃焼されます。

反対に、筋肉が少ないと、食べすぎていなくてもエネルギーとしてうまく消費されずに脂肪になりがちです。年をとって太りやすくなったとよくいわれますが、これは筋肉量が少なくなって、燃費のよいからだになっているからなのです。年齢のせいではありません。運動をして筋肉がついてくると、食べたものをちゃんと消費してくれるからだに戻すことができるのです。

また、筋肉量が多いと、疲れにくくなります。たとえば、これまで階段を使うとすぐに疲れてしまっていたのが、ラクにできるようになる、ちょっと走ってもバテなくなるなど、生活のなかで「疲れ」を感じることが少なくなってくるはずです。

若さの鍵、成長ホルモンが多く分泌《ぶんぴつ》される

さらには、筋肉を大きく動かすことで、成長ホルモンが分泌されるようになります。成長ホルモンは、若返りに大きな役割を果たしてくれます。

たとえば、肌の水分量を保つのは成長ホルモンのはたらきによるものです。私たち運動生理の専門家からすると、肌は排出器官であり体温調節器官。毛穴から

汗や皮脂などの老廃物を排出したり、一定の体温に調節してくれたり、肌のトラブルを防いだりしているのです。

その毛穴から栄養素を入れて美容効果を期待するというのはどうでしょう。皮膚学からすれば多少の効果はあるのかもしれませんが、身体機能のしくみからすると、まるで肛門《こうもん》から栄養を注入して腸を元気にするような行為に見えます。

どこかおかしいとは思いませんか？

そもそも肌のハリやツヤをつくるのは、毎日の食事から吸収されるたんぱく質などの栄養素です。バランスのいい食生活を心がけることと、運動によって成長ホルモンの分泌量を増やすことで、みずみずしくハリのある、若々しい肌を取り戻すことができるのです。

そうしたからだのしくみを無視し、数万円もする化粧品に頼ることがいかに非効率なことかおわかりいただけるのではないでしょうか。

後ほどくわしく説明しますが、成長ホルモンはほかに脂質代謝を促進して体脂肪を落としやすくしたり、たんぱく質代謝を促してシワをできにくくしたり、免疫機能を維持するなどのはたらきがあります。

このように、筋肉を動かして成長ホルモンの分泌を促進することは、美容効果もあるのです。

下半身の筋肉づくりから始めよう

最近は、女性の美容と健康のために筋肉をつけることが大切だという指摘が少しずつ増えてきており、喜ばしい傾向だと思っています。さらに私は一歩進んで、全身の筋肉のなかでもとくに「下半身の筋肉をつける」ことにこだわり、自分のクライアントさんのメニューに反映させてきました。本書でも一貫して、下半身の筋肉の重要性を説いていきます。

なぜ下半身なのか、3つの理由があります。

第1に、「老化は足腰から」というように、下半身の筋肉から衰えていくからです。筋肉が少ないと疲れやすくなります。すると、疲れるから、からだを動かさない→消費カロリーが落ちる→太りやすくなる——という悪循環にはまってしまいます。疲れにくいからだをつくるために、最優先に鍛えるべきなのが下半身の筋肉なのです。

第2に、下半身には全身のなかでも大きな筋肉が集中しています。大きな筋肉を動かせば、それだけエネルギーを消費してくれます。つまり、下半身の筋肉を増やすことは、代謝を高め、効率的に脂肪燃焼しやすい体質をつくることになるのです。

第3に、下半身は第二の心臓ともいわれています。心臓から送り出された血液を、足の先から心臓まで押し上げてくれているのは下半身の筋肉の収縮・伸張活動によるものです。女性はよく、脚がむくむ、脚が太く見える、脚が疲れるなどといいますが、これらの悩みは、下半身の筋肉を増やし、血液の循環が活発になることで改善できるものなのです。

眠っている筋肉を目覚めさせよう

この本は、アンチエイジングをテーマにしています。私がパーソナルトレーニングの現場で培ってきたノウハウのなかから、今まで運動をしてこなかった人でも無理なく始められ、効果の出るエクササイズや、最低限知っておいてほしいからだの知識、食生活のアドバイス、そして、このアンチエイジング生活を長く続けるための気持ちの持ち方までをまとめました。

ぜひ、本書に書かれていることのなかから一つでも実践してみてください。できることからでいいのです。「今日から階段を使うようにしよう」でも、「今日から朝食をとる生活に切り替えよう」でもいい。それがあなたの生活習慣の一つになることが本書の目的です。

なかには、ここに書かれた内容をハードルが高いと感じる人もいるでしょう。何十年と運動習慣がなかった人にとっては、階段を使うことすらも、精神的、肉体的にストレスを与えるかもしれません。

でも、やってみる前からできないと決めつけてはいませんか？　エスカレーターなしの生活なんか考えられないといっていた人が、階段をエクササイズがわりにしていたり、走るなんて絶対無理と思い込んでいた人が、ほぼ毎朝ランニングしてから出勤する生活に変わった――などという例を、私はじつにたくさん見てきました。

ある30代半ばの女性は、家族全員でマンションの3階の自宅まで階段を使う生活に切り替えたら、それだけで2カ月後、なんと家族全員が平均して3キロ体重が落ちたそうです。ご本人はからだが軽くなったと大喜びしていました。

また、40歳のフリーライターは夜型の不健康な生活から朝型に切り替え、ほとんど食べる習慣のなかった朝食をとること、8時起床（それ以前は9時、10時が当たり前だった）を心がけるようになったら、すこぶる体調がよく、仕事もはかどると報告してくれました。

こうした喜びの声を聞くと、私も非常に嬉しいです。彼女たちは「習慣化」という最強の武器を手に入れたのです。

私は雑誌や書籍のエクササイズの監修を300冊以上してきましたが、ハウツーだけでは人の習慣は変わらないことを痛感しています。それだけでは、人をモチベートすることができないのです。ですから、私は本書のように文章によるスタイルにこだわり、あらゆる角度から、あなたの運動意欲にスイッチが入るよう、それが長く続けられるよう工夫をこらしています。習慣が変われば、からだは必ず変わるのです。この本が、あなたのライフスタイルによい変化を起こすことを願っています。

筋肉がつき始め、からだが引き締まってきた、動きが軽くなってきた、疲れにくなってきた、などの変化を感じるようになるには、最低でも2カ月は必要です。ずいぶん遠い先のように感じるかもしれませんが、エスカレーターを極力階段にする、会社・駅から自宅までの徒歩をキビキビ歩き（↓33、102ページ）にする。これを2カ月続けてみてください。

運動習慣のなかった人は、それだけでも筋肉量を増やすことはできるのです。まずは、使われずに眠っていた筋肉を目覚めさせることから始めましょう。

中野ジェームズ修一

Contents

part 2

Life Style

「ライフスタイル」――普段の生活をしながら筋肉を動かす

part 3 Meal

「食事」——筋肉を意識した食事は太らない

part 4 Exercise

「エクササイズ」──〝ゆる筋トレ〟とストレッチで若返り

part 5 Motivation

「モチベーション」——〝ゆる筋トレ〟とストレッチの続け方

Column

part 1

Body

「からだ」
――― 筋肉をつけないと老化する

筋肉の衰えが、老化の始まり

筋肉を動かすと〝疲れやすい〟〝太りやすい〟が解消される

私たちフィジカルトレーナーがいう〝老化現象〟とは、筋肉の衰え（筋肉量の減少）や体脂肪の量の変化、関節可動域の変化のことを指し、一般の方が感じている〝老化現象〟とはやや違うようです。

「年齢やからだの衰えを感じるのはどんなときですか？」と質問すると、ほとんどの方が「シワや白髪が増えた」「老眼が進んだ」と答えます。

そのほか、共通して次のような答えが返ってきます。

「疲れやすくなった」

「肩こりや腰痛に悩まされるようになった」

「（太りやすくなるなど）体型が変わった」

じつはこの3つは、すべて筋肉が関係しています。

疲れやすい、というのは、筋肉量の低下が影響しています。筋肉量があれば〝筋持《きんじ》久力《きゅうりょく》〟というものがからだに備わっていますから、より長い時間歩いたり立ったり活動することができるのですが、全身の筋持久力が落ちていると、階段ですぐに息切れしたり、立ち仕事がしんどいなど、すぐに疲れてしまうのです。

肩こりや腰痛も、原因の多くは、低筋力、そして筋肉の柔軟性が失われ、からだのバランスが崩れたために起きるものです。

また、よく「年をとって太りやすくなった」という声を聞きます。これも年齢のせいではありません。**からだを動かさないために筋肉量が減り（筋肉量は20歳前後をピークに、意識的に運動しなければ年1％程度ずつ減っていきます）、〝基礎代謝量〟が落ちていることが原因です。**

基礎代謝量とは、生命を維持するために最低限必要な代謝量のこと。要は、「1日まったくからだを動かさずに寝ているだけでも消費されるカロリー」なのです。

筋肉が1kgキロ減ると、1日およそ50キロカロリーの基礎代謝が落ちるといわれていますから、筋肉を使わずに年1％の筋肉量が減少し続けたら、体重が増えていくのは当然です。

このように、みなさんが実感している老化現象の多くは、筋肉の衰えによるものなのです。

いつから始めても若さを取り戻せる

筋肉を使わない生活（運動をしない生活）を続けていると、どんどん筋肉は退化していきます。年をとったから筋肉が衰えても仕方がないとは言い切れないのです。「筋肉の衰えと年齢は関係ない」ということを、私はトレーニングの現場にいて痛感しています。とくに女性の場合は、顕著にあらわれます。

10代後半のモデルさんと、定期的に筋トレを続けている60代のクライアントさん。トレーニングを積んでいる60代女性は、やすやすと20回、30回の腕立て伏せができるのに、モデルさんのほうは、成長ホルモンがもっとも活発に分泌されている年代にもかかわらず、1回もできませんでした。

こうしたケースをたくさん見ていると、筋肉が衰えるのは老化現象ではないことがはっきりとわかります。逆にいえば、これまでまったく運動経験のない人でも、「運動をしよう」と思い立ち、40歳からでもトレーニングを始めれば筋肉量は増えていきますし、前述したようなさまざまな老化現象（疲れやすい、太りやすい、肩こり・腰痛などからだの不調が出やすいなど）に悩まされることもなくなります。

すでに、こうしたからだの悩みを抱えている方も多いでしょう。でも、**老化現象の大きな要因である筋肉は、いくつであっても鍛えてあげれば、必ず成長します。筋肉がついてくると、からだが思いがけないほど快調になり、脂肪がつきにくくなります。**持久力が出て、粘りもきくようになります。

〝筋トレ〟というと、なんだか激しいトレーニングをしなければいけないように聞こえるかもしれませんが、私が本書を通して提案するのは、**日常のちょっとしたすきま時間、あるいは通勤などの移動中でもできる簡単なエクササイズばかりです。**

ぜひ、1日のなかに5分でも10分でも運動習慣を取り入れて、筋肉を維持し、老化知らずの若々しいからだを手に入れましょう。

1 Body ナビ

若返りの基本は、筋肉のメンテナンスから。

40歳からのボディケアは、からだのなかから

運動で代謝を上げると、巡りのいい肌に

人間の皮膚や筋肉、髪の毛、爪などの細胞は、酸素と栄養が全身に行き渡ることでつくられます。

どんなに肌の上から高級な化粧品を塗ったところで、本当の意味で肌の細胞が進化するわけではありません。**皮膚の再生は、体内に吸収された食べ物と酸素が分解して血液のなかにとけ込み、筋肉のなかの血管を通って全身に行き渡ることで行われているのです。**

つまり、血管という道を使って、酸素と栄養が全身に行き渡らなかったら細胞は再生されないわけです。

血管は筋肉のなかに毛細血管として張り巡らされており、筋肉が大きければ大きいほど毛細血管の数が多いということになります。そして、筋肉が伸び縮みするような

運動をくりかえすことで毛細血管の量は増えます。いちばん手っ取り早い方法としては、手のひらをグーパーグーパーと閉じたり開いたりを数回くりかえすだけでも、毛細血管が増えます。それくらい毛細血管というのは一瞬にして増える特徴があり、反対に数十時間動かさないでいるとすぐに減ってしまうものなのです。

したがって、普段からからだを動かしている人は、筋肉のなかをびっしりと毛細血管が張り巡らされており、しかもちょっとからだを動かすだけで毛細血管が広がるので、短時間で全身に酸素と栄養が行き渡る、つまり新陳代謝が活発だということ。〝代謝のいい人〟とは、こういう人のことをいうのです。

反対に、ずっとからだを動かさないでいる人は、毛細血管の数が少なく、酸素も栄養の巡りも悪いため、新陳代謝が低下しています。いわゆる〝代謝が悪い〟状態です。そんな人が、どんなに高級な化粧品を使って毎日手入れをしたところで多少はリカバーできるかもしれませんが、肌の若々しさを生み出す細胞の再生を根本から促すことにはなりません。

「若々しい肌を保ちたい」と望まれている方に、私が伝えたいことは2つです。

第1に、バランスのいい食事をとりましょう。細胞の再生には良質な栄養素が欠か

せません。

第2に、筋肉を動かして毛細血管の数を増やしましょう。前述したように、酸素と栄養が全身に行き渡って細胞の再生を促進させるからです。

若々しい肌のために最優先して行うべきことは、この2つです。そのうえで、細胞の再生を促すような化粧品を使うのはいいでしょう。ただ、食事と運動を抜きにして、化粧品だけに頼っているのでは、非常に効率の悪いことになってしまいます。

髪の毛も、肌と同じことです。年をとって髪にツヤやコシ、ハリがなくなってきたと感じている方もいらっしゃるでしょう。その原因は、もちろん遺伝的なものやストレスなども大きく関与していることは証明されていますが、そのほかにも、**バランスのいい栄養と適度な運動によって細胞の新陳代謝が盛んであれば、髪の毛の細胞もどんどん新しく再生するので、ハリやツヤのある若々しい髪を維持できる要因の一つになるでしょう。**

食事については、ｐａｒｔ3でくわしく紹介しますが、「若さの源」ともいえる栄養素、たんぱく質の話を少しだけしておきましょう。

皮膚も髪の毛も爪も、たんぱく質からつくられています。良質なたんぱく質を適度に摂取することで、細胞の再生力が高まります。実際、私のクライアントさんで、食事指導を行い、たんぱく質の摂取量が増えた人のなかには、美容院やネイルサロンなどで「髪の毛にハリが出てきましたね」とか、「爪のツヤがよくなりましたね」といわれる女性が少なくありません。

たんぱく質は、肉類や魚介類、牛乳・乳製品、卵、豆・豆製品などに豊富に含まれていますが、体型を気にする女性にとっては「太りそう」と敬遠されがちな栄養素。ゆえに、ダイエット中の方はたんぱく質不足になり、自ら〝老化〟を招いているケースもあります。それが適正なたんぱく質摂取量になるだけでも、髪の毛や爪にツヤが戻り、「なんだか若くなったんじゃない？」といわれるくらい変化する場合もあるのです。

若さを保つためにも、たんぱく質を含めたバランスのよい栄養素を摂取し、細胞の再生力を高めるための運動を習慣にすることが大切です。

2 Body ナビ

よい食事と筋肉を動かすことが、細胞を再生させる。

お酒と〝ぽっこりおなか〟の関係

低筋力＋飲みすぎが、病気の原因をつくる

「ビールをたくさん飲むと、ビール腹になる」とか「ビール腹になるから、ワインにしようかな」などと時折耳にします。炭酸でおなかが膨れたり、カロリーが高いことを意識して使われているようです。

〝ビール腹〟の語源は、ビール樽のように前にも横にもおなかが出っ張っている状態を指し、飲んだビールがどうこうというわけではありません。

ビールそのもののカロリーは、中瓶1本で約200キロカロリー、ビールだけ飲んでいれば、単純にその本数を掛けたカロリーが体内に蓄積することになります。しかし、ビールだけを飲んでいることはまれで、同時にいろいろなおつまみを食べますよね。その摂取カロリーと1日の食事の総摂取カロリーが、1日の総消費カロリーを上回ればカロリーオーバーとなり、体内に脂肪として蓄積されます。これが体重の増加

の原則です。

ビールを飲むと、どうしても油っこいものや味の濃いものが食べたくなるため、カロリーオーバーになってしまいます。男性は女性よりも内臓脂肪がつきやすいので、いわゆるビール腹になりやすいのですが、男性に限ったことではありません。

また、ビールでなく、ほかのアルコールでもカロリーがオーバーすれば同じです。ワインでも、合わせる食べ物がバターたっぷりのフランス料理、肉料理やチーズなどハイカロリーなものだったら太りやすくなります。

では、カロリーの低いアルコールならいいかというと、たしかにアルコール度数の低いものほどカロリーは低いので、おつまみに気をつければいいのですが、比較的低カロリーの焼酎の水割りを飲みながら、カロリーの高い食べ物をたくさん食べていたら結果的にカロリーオーバーになってしまいます。

おなかが多少出ている程度ならまだいいのですが、手足は非常に細いのにおなかだけ出ているという人は注意が必要です。手足が細くなっているのは、低筋力を起こしているからです。

筋肉量は20歳前後をピークに、年1％程度ずつ減っていくとお話ししましたが、上

半身よりも太ももやおしりなど大きな筋肉（大筋群）が集まっている下半身から筋肉は落ちていきます。下半身は自分の体重を支えながら活動しなければならないため、大筋群《だいきんぐん》といわれるように大きな筋肉が集中しているのですが、その筋肉が痩せ細ってしまったら、パワーを使う活動ができなくなってしまいます。

足腰の筋肉が少ない＝代謝が悪い状態で、毎日のように晩酌をしているとどうなるか。**内臓脂肪がどんどん体内に蓄積し、おなかだけがぽっこり出ていって、逆に足腰はどんどん細くなります。**上半身と下半身のバランスが大きく崩れてしまい、股関節《こかんせつ》や腰椎《ようつい》に負担がかかって椎間板《ついかんばん》ヘルニアになり、さらに胸椎《きょうつい》と頸椎《けいつい》の湾曲も崩れ、さまざまな弊害をもたらすことになりかねません。

飲酒と過食はストレス解消にならない

こうした状態にならないために、日頃から暴飲暴食は避けなければなりません。感覚を麻痺《まひ》させるアルコールを控えることはもちろん、過剰に食べないよう摂取カロリーと消費カロリーのバランスを意識してください。

とはいっても、今までの食生活の習慣を変えることは、そう簡単なことではありません。まずは暴飲暴食を起こしている原因を見つめてみてください。その行動を起こしているストレス要因はありませんか？　もしあるとすれば、それが解決されなければ行動を変えることは難しいでしょう。

ストレス発散に飲みにいく、という人は多いと思います。しかし、飲酒と過食では根本的なストレス対策にはならないことが心理学上わかっています。過剰な飲食に走るのは、ストレスの感覚を鈍らせるためにとっている行動だといわれています。いやなことを忘れたいからお酒を飲んで麻痺させようというだけのことで、根本的なストレス解消にはなりません。

ストレスの原因となっているもの（ストレッサー）と距離を置くか、ストレッサーに対する耐性をつけるか、あるいは本当の意味でストレスを発散できるもの（スポーツや映画、音楽鑑賞、読書など）を見つけることが先決です。

3 Body ナビ

ほどよいお酒なら、心身が潤う。

〝残念な体型〟にならないために

何もしなければ、脂肪が蓄積されていくだけ

私たちは、昔の人に比べて明らかにからだを動かさなくなっています。移動は電車か車、階段よりもエスカレーターかエレベーター。どんどん低筋力になる一方で、飽食が進み、メタボリックシンドローム（内臓脂肪症候群）という言葉が生まれるほど、現代人は内臓脂肪を蓄えやすい生活をしているのです。

メタボリックとは「代謝」という意味で、メタボリックシンドロームとは内臓脂肪がついたことによって、代謝がうまくはたらかなくなり、動脈硬化になりやすくなることです。動脈硬化は、日本人の死因の約3割を占める心筋梗塞《しんきんこうそく》や脳梗塞などの脳・心血管系疾患の引き金になります。

平成20年度からは健康診断の項目にウエストの測定が追加され、その基準として男性85㎝、女性90㎝までが正常値という目安も示されています。それ以上ウエストが大

きいと、内臓脂肪がつきすぎていて前述したような疾患のリスクが高まるため、「メタボに要注意」ということが、国を挙げていわれるようになったのです。

実際、日本では40〜74歳の男性では2人に1人、女性では5人に1人がメタボリックシンドロームを強く疑われるか、その予備軍といわれていますから、年齢とともに太ってきた、おなかが出てきたと感じている人は要注意ですね。

20代、甘くみても30代前半までは、意識して運動をしなくてもそれなりに体型を維持できている人はいます。しかし、そういう人が「食べても体重は変わらないから」と、好きに食べたり飲んだりしていたとしましょう。35歳を過ぎるとどうなるか。「最近、おなかが出てきたな」「ウエストまわりに脂肪がついてきた」などと自覚し始めます。そして、40歳を過ぎる頃には、からだのあちこちがたるんできて、ぽっこりおなかの中年体型が定着してしまい、なかなかもとには戻れない、という状態になりかねません。

個人差はあるものの、おおむね30代のうちは特別何もしなくても、生まれつきの体質でなんとか乗り切れるでしょう。しかし、40歳前後を境に、運動を習慣にしている人と、そうでない人の差がはっきりとあらわれる傾向があります。同い年で、一方はスリムで若々しい体型を保っているのに、もう一方はおなかぽっこりの中年体型。からだ全体にメリハリがなくなり、ずんぐりと丸いオジサン、オバサン体型に……。

後者のような〝残念な体型〟にならないためには、やはり運動を習慣にするか、生活レベルを上げる以外に対策はありません。何もせずに、楽をしているだけでは、人は年を重ねるごとに太りやすく、筋力も低下していってしまうのです。

生活レベルを上げるとは、〝階段を使うこと〟〝1駅歩くこと〟

生活レベルを上げるというのは、普段エレベーターやエスカレーターばかり使っている人であれば階段に切り替える、ちょっとした距離の移動も車を利用している人は歩いてみる、休みの日に家でゴロゴロして過ごしているだけの人は、1時間散歩に出てみる。少し遠い場所でもいやがらずに買い物に出かける……。こんなふうに、**普段の生活を少し〝からだを動かす生活〟に切り替えるだけでも、まったく運動をしていない人にとっては、筋肉の刺激になり、〝残念な体型〟予防の第一歩になるのです。**

私の周囲には、以前は駅から徒歩1分のところに住んでいた人が徒歩15分の少し離れたところに引っ越しをしただけで、毎日歩く距離が長くなって痩せたとか、犬を飼って散歩に出かけるようになっただけで、体重が5kgも落ちたという人もいます。

「運動をしましょう」というと、からだを動かすのが嫌いな人や、苦手な人からすると、ハードルの高い要求に聞こえるかもしれませんが、普段から長く歩いたり、階段を使わない生活をしている人が、それを習慣にするだけでも「運動」になるのです。

習慣にすることが大事です。1日だけ階段を使ってもからだは変わりません。疲れているときや体調の悪いときは無理する必要はありませんが、できる限り階段を使う、通勤時に1駅前で降りて歩く習慣をつけましょう。からだは確実に変わります。

歩くときはダラダラ歩くよりもキビキビ歩くほうが消費カロリーも高く、運動としての効果も上がります。

下半身の筋肉をたくさん使ってキビキビ歩くためのコツを一つ。歩いているときに膝の曲げ伸ばしを意識して早歩きしてみてください。知らず知らずのうちに大股《おおまた》になってスピードも上がり、軽く息が弾み、心地よい程度の運動になります。

4 Body ナビ からだを動かすと、生活レベルが上がる。

姿勢がいいと、別人に見える

低筋力になると、見た目にあらわれる

筋肉や骨、関節などからだのしくみを極めていくと、人の立ち姿や歩き方、姿勢からその人のおよその年齢を割り出すことができます。

とくに、**姿勢には年齢が出やすく、逆にいえば正しい姿勢を保つことができれば、それだけで若々しく見られるのです。**たとえば、白髪の高齢な方でも、着物を着てシャンとした姿勢で立っているととても若く見えますよね。それは、ふだんは背中が多少丸くなっていても着物の帯が背筋を伸ばさせ、姿勢を矯正してくれるからです。

私のクライアントさんに、50代のキャリア女性がいます。仕事のときは格好いいスーツ姿で背筋もピンとしていて若々しく見えるのですが、トレーニングウエアに着替えると、いつもの姿勢のクセが出てしまうのか、さっきまでパリッと決めていた人とは別人のように老け込んで見えて驚いたことがあります。

このように、姿勢が若々しさを左右するということは、日々、性別も年齢もさまざまなクライアントさんを見ている私たちが実感していることでもあるのです。トレーニング前にどんなにシャープなスーツを着ていようが、着飾っていようが、いったんトレーニングウエアに着替えれば、低筋力を起こしている人はそのままからだに出てしまいますし、姿勢の悪さや歩行の乱れなども一目瞭然です。足を引きずって歩いていたり前傾姿勢で歩いていると、一気に老けて見えるのです。

正しい姿勢をキープするお手軽ストレッチ

なぜ姿勢が悪くなってしまうのか。これも、筋力の低下が主な原因です。

姿勢が大事とわかっていても、背筋を伸ばして胸を張るという〝いい姿勢〟を維持することができない。すぐに疲れてしまう。だから、背中が丸くなってしまう。うつむき加減になってしまう……という人もいると思います。

いい姿勢を維持できないのは、姿勢を維持する筋肉群（姿勢維持筋《しせいいじきん》）が衰えていることと、柔軟性のバランスが崩れているためです。つまり、筋力が低下してくることと、硬くなってくることが原因といえます。

Stretch Exercise

姿勢《しせい》維《い》持《じ》筋《きん》の柔軟性を高めるストレッチの一例

脊柱起立筋《せきちゅうきりつきん》のストレッチ
（背骨の周辺の筋肉のストレッチ）

20〜30秒 × 最低週2〜3回

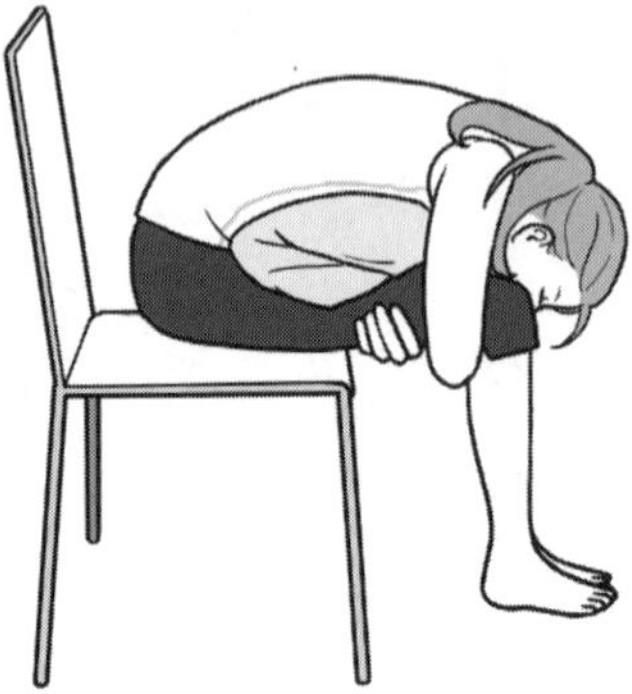

❶ 椅子に浅く座り、腹部の下に丸めたクッションや枕を挟む。

❷ 両手で両脚を抱えるようにして背中を丸くして、背骨の周辺の筋肉をストレッチする。

僧帽筋《そうぼうきん》上部のストレッチ
（首の後ろのストレッチ）

20〜30秒 × 最低週2〜3回

❶ 椅子に座り、右手で背もたれの左端をつかむ。

❷ 左手で右斜め後頭部を持ち左斜め下に頭を倒す。

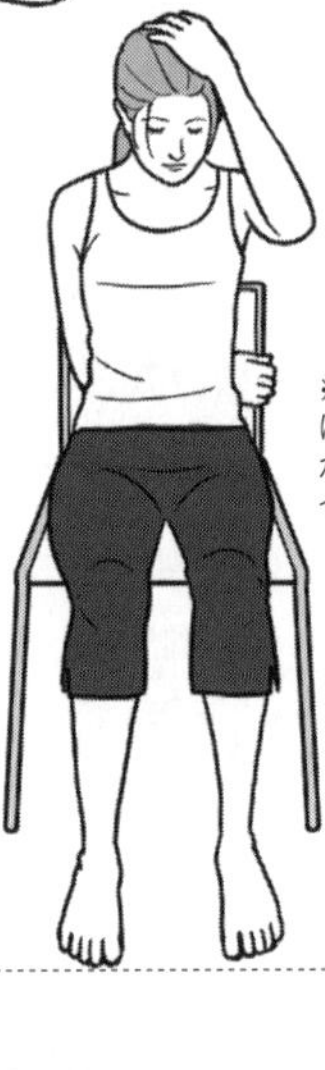

※反対側も同様に。肩を下げながら行うのがポイント。

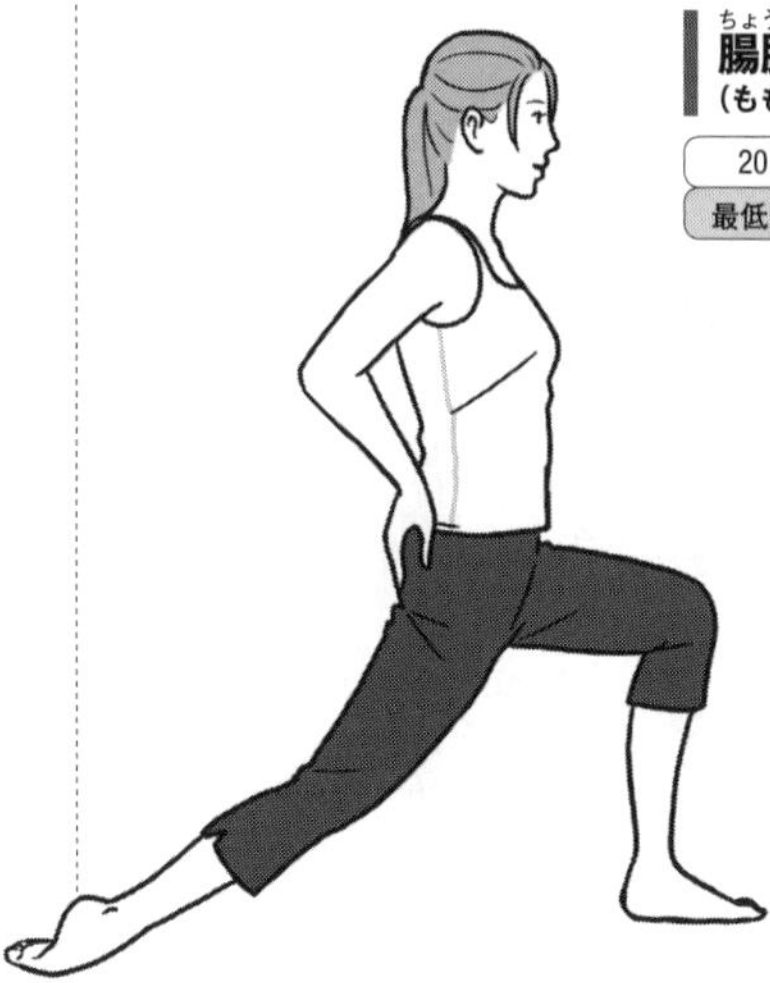

腸腰筋《ちょうようきん》のストレッチ
(ももの付け根のストレッチ)

20〜30秒 × 最低週2〜3回

❶ 左膝を90度になるように立てる。

❷ 左手で壁などにつかまってバランスをとり、右脚を後方に伸ばし、膝を伸ばす。

❸ 右骨盤を前に押し出すようにする。

※反対側も同様に。

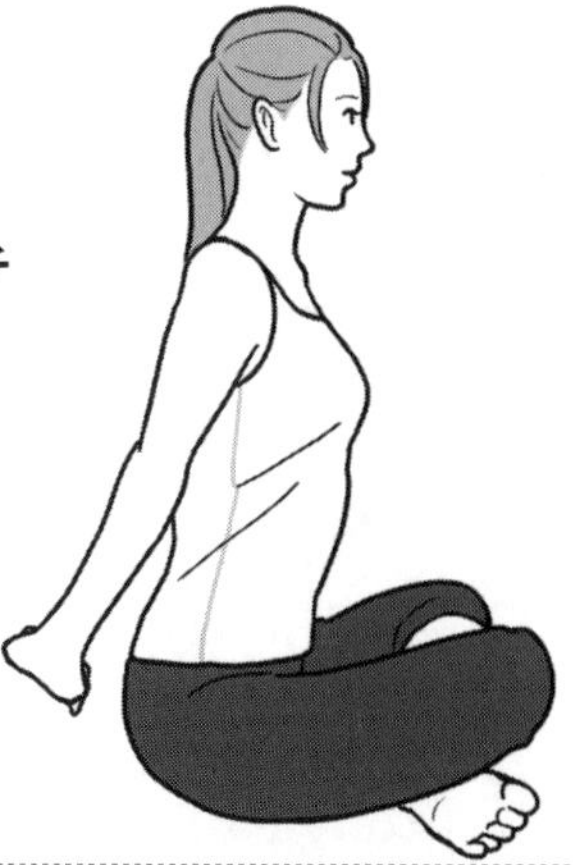

大胸筋《だいきょうきん》のストレッチ
(胸のストレッチ)

20〜30秒 × 最低週2〜3回

❶ 床に座り、からだの後ろで手を組んで胸をはる。

※肩甲骨を寄せるようにするのがポイント。

簡単に説明すると、胸の筋肉（大胸筋《だいきょうきん》）が硬くなってくると、からだの前面と背面のバランスが崩れ、肩関節が前に引っ張られます。いわゆる猫背の状態で、前面の胸の筋肉は硬く収縮しており、あわせて背中の筋肉が弱くなってくると、前に出てくる肩関節を後ろに引っ張れなくなるので猫背になるのです。不良姿勢は、こうしてつくられるのです。

こうならないためには、普段から筋肉を伸び縮みさせて柔軟性を保っておくことです。手っ取り早くできるのは、ストレッチ。ここで、姿勢維持筋の柔軟性を高めることを目的としたストレッチの一部をいくつか紹介しましょう（36ページ）。

正しい姿勢をしようと無理すると、かえって逆効果

正しい姿勢を保持していれば、自然と筋肉が鍛えられると思われがちです。これはたしかに一理あるのですが、無理に姿勢を矯正し続けることによる問題も出てきます。関節に負担がかかりすぎてしまい、「痛み」としてさまざまな弊害が生じるのです。

そのため、最近では整形外科医も私たちトレーナーも、無理に姿勢を矯正するのではなく、普段は自分の楽な姿勢でいいので、30分程度正しい姿勢を保つようにしまし

5 Body ナビ

〝美しい姿勢を30分キープ〟で、見違える。

バランスボールミニでサポートをつくる

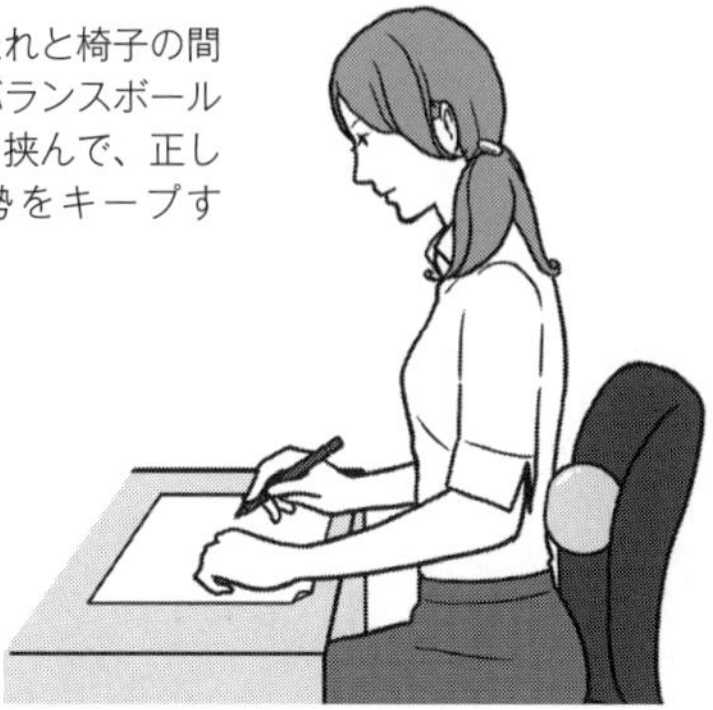

背もたれと椅子の間に、バランスボールミニを挟んで、正しい姿勢をキープする。

よう、とアドバイスすることが多くなっています。

また、正しい姿勢を無理なく保てるよう、サポートをつくってあげるのも有効です。私がおすすめしているのは、バランスボールミニ（直径20cmほどのゴムボール）を姿勢のサポートとして、椅子の背もたれと背中の間に挟む方法です。

これだと、さほど無理しなくても背筋が伸びてある程度の時間は、正しい姿勢を保つことができます。

Body
Life Style
Meal
Exercise
Motivation

猫背は、見た目の老いも加速させる

筋肉を柔らかくして、美しい姿勢に

不良姿勢のなかでも、猫背気味の人は案外多いものです。猫背の原因は、前項で説明したように大胸筋と背中の筋肉のバランスが崩れることなどがあります。

筋肉は動かさないでいると、どんどん弱くなってしまうのですが、なかでも弱くなりやすい筋肉のことを体位性活動筋《たいいせいかつどうきん》といいます。からだの位置や姿勢を安定させている筋肉なので、大きく伸びたり縮んだりすることがあまりありません。筋肉の長さが変わらなければ、血液の流れを活性化するポンプ作用が発揮しにくいので、筋肉が弱くなってしまうのです。大胸筋は、体位性活動筋の一つで、放っておくと硬くなってしまう性質を持っています。菱形筋《りょうけいきん》という背中の筋肉も、体位性活動筋の一つです。これは肩甲骨を背骨に引き寄せている筋肉で、弱くなりやすい性質があり猫背にも影響します。**意識して大胸筋の伸び縮みをさせずにいると、どんどん硬くなっていき、**

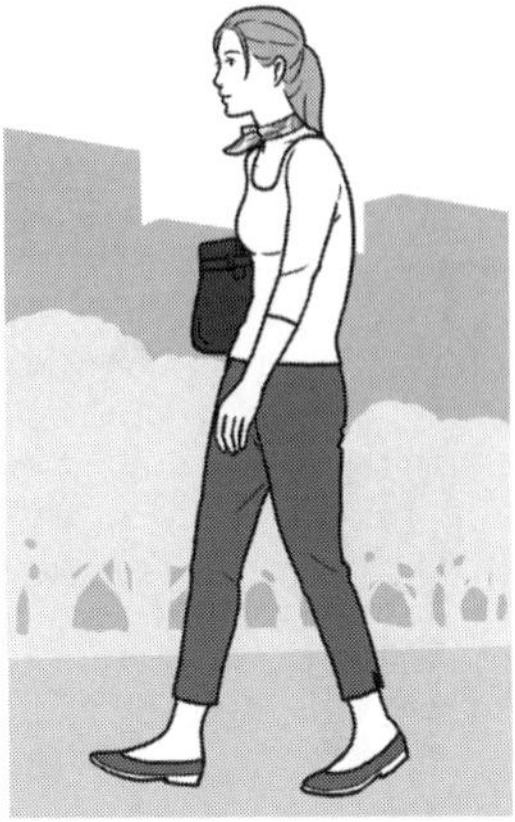

猫背になると、見た目の印象もマイナスになりがち。

肩が前に出てきます。すると、背中が丸まって肩甲骨が背骨から離れたままの状態になる。菱形筋は弱くなりやすいので、大胸筋が硬くなるとすぐに伸びて猫背になってしまうのです。

伸び縮みが制限されると、血行が悪くなって酸素や栄養素が十分に行き渡らないため、筋肉はエネルギー不足で凝り固まっていきます。これが肩こりを引き起こす一つの要因です。また、胸が閉じてしまうので呼吸器が圧迫され、酸素の供給量にも影響を及ぼす可能性があります。

このように、不良姿勢はからだの機能を低下させることにもなるのです。

見た目の印象にもマイナスなイメージを

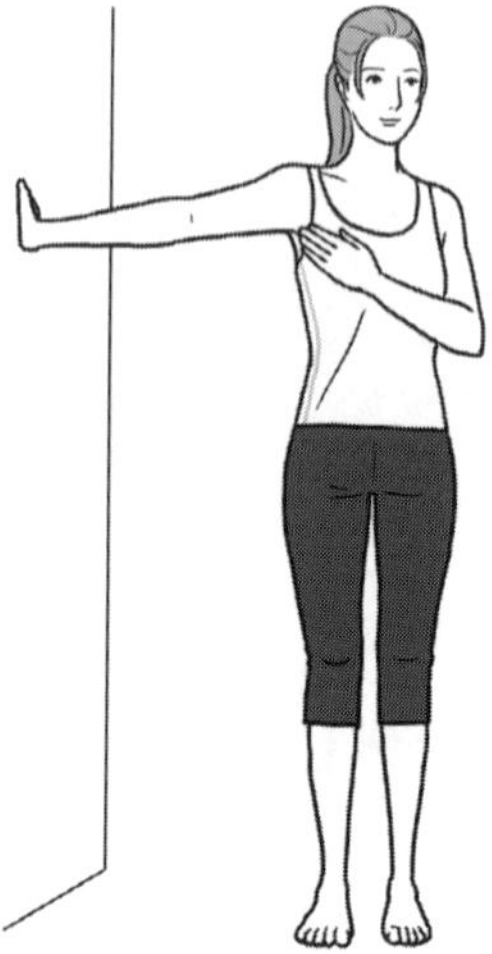

大胸筋《だいきょうきん》のストレッチ
(胸のストレッチ)

20〜30秒
×
最低週2〜3回

❶ 壁に対し横向きに立ち、右の手のひらを壁につける。からだを左にひねるように意識する。

※反対側も同様に。

菱形筋《りょうけいきん》の筋トレ
(肩甲骨の間にある筋肉のトレーニング)

20〜30秒
×
最低週2〜3回

❶ 両膝を立てて座り、手は楽な位置に置く。

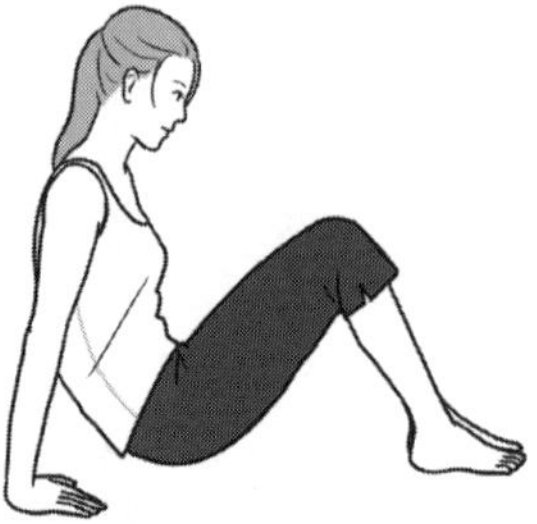

❷ 肩甲骨を寄せるように両肩を後ろに引く。

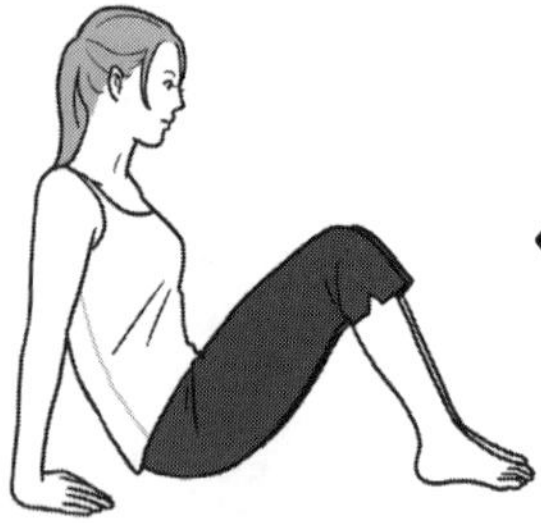

与えてしまいます。猫背になると、頸椎が前傾しているのでどうしても視線が下がってしまいます。うつむき加減で歩いていると、それだけで老けて見えますし、ネガティブな人に思われてしまうかもしれないのです。

女性は、猫背になると肩が内側に入って胸が閉じてしまうので、バストの位置が下がります。バストアップのために腕立て伏せをする人を見かけますが、菱形筋が弱いままの状態で大胸筋を鍛えてもあまり効果は期待できないでしょう。

姿勢が悪いと、プロポーションにもからだの機能にもマイナスだということがおわかりいただけたと思います。

猫背にならないために、あるいは猫背を解消するためのエクササイズを紹介しています。目的は、**硬くなりやすい大胸筋をストレッチで柔らかくすること。もう一つは、左右の肩甲骨を閉じて背骨に近づける動きをくりかえして、菱形筋を鍛えることです**

（→前ページ）。

6 Body ナビ

ストレッチで猫背を解消。

筋肉がつきやすい人とつきにくい人の違い

筋肉は過去の運動経験を憶えている

まずお伝えしたいのは、誰でも筋肉はつくということです（→18ページ）。どんな人でもいくつになっても、筋肉をつける（成長させる）ことはできます。「もう若くないから、筋肉をつけるなんて無理」「私は運動オンチだから筋肉がつかない」という人がいますが、そんなことはありません。

ただ、顔立ちや体格が一人ひとり違うのと同じように、筋肉のつき方にも人それぞれ個性があります。そういう意味では筋肉がつきやすい人、つきにくい人がいるのもたしかです。

筋肉がつきやすい人の特徴の一つとして、基本的に普段からからだを動かしていることがあげられます。ジョギングや水泳、テニスなどのスポーツをしたり、ジムでトレーニングをする習慣がある人です。

また、同じ筋トレをしても筋肉がすぐにつく人とそうでない人がいます。筋トレとは非日常的な動作。たとえば〝ベンチプレス〟とか〝レッグエクステンション〟とか、普段の生活のなかではしない動作です。しかも、正しいフォームで行わなければ、筋肉に効果的な刺激を与えることはできません。

そのため、こうした筋トレにはじめて挑戦する人の場合、フォームを習得するまでに時間がかかり、思うように筋肉がつかないことがあります。逆に、筋トレの経験がある人は、フォームが習得できているのですぐに効果的な負荷を与えることができるため、筋肉ができやすいといえます。

これは、どんなスポーツでも同じです。たとえば水泳。過去にスイミングスクールなどで水泳のフォームを学んだことがある人は、どんなにブランクがあっても、再開すればすぐに練習効果を得ることができますが、40代になってはじめて泳ぐという場合、まずフォームの習得に時間がかかります。

このように運動経験の有無で、効果的に筋肉をつけられるかどうかが決まってくるということがいえます。学生時代に、部活動などで運動経験をお持ちの方もいらっしゃるでしょう。それは非常にプラスのことなのです。もう何十年も昔のことかもしれませんが、**過去の運動経験があなたのからだを〝筋肉のつきやすいタイプ〟にしてくれている可能性が高いのです。**

思い出してみてください。陸上部だった人も球技をしていた人も、腕立て伏せや腹筋運動、スクワットなどの筋トレを何十回何百回とやった経験があるのではないでしょうか。その激しいトレーニングは、あなたのからだにしっかりとインプットされています。だから、運動経験のない人よりも断然、効果的に筋肉をつけることができるはずなのです。

社会人になってから、しばらくジム通いにハマっていたけど、今はさっぱり……という人もいるかもしれません。そういう人の筋肉にも、トレーニングの記憶はしっかりと残っています。再開すれば、未経験者よりも早く、フォームを習得し、効果的なトレーニングを行うことができるはずです。

運動経験ゼロの人が効果的に筋肉をつける方法

「人生で運動経験がまったくない」という方。これまでの説明を読んできて、「やっぱり今から筋肉をつけるなんて無理」と思われたかもしれません。たしかに、運動経験のある人に比べたら、筋肉をつけるには時間がかかるでしょう。

しかし、冒頭で述べたとおり、人生ではじめて運動をするという人でも、必ず筋肉はつきます。

運動初心者の方に、より効果的に筋肉をつける方法があります。

筋トレや、フォームの習得がむずかしいスポーツは、ある程度筋肉がついてからにして、まずは普段の生活で行っている動作に近い運動から始めるのがおすすめです。

前項でもお話ししましたが、典型的なのが、階段の上り下り。階段はよく使っているものですよね。**足を交互に出して、下半身の筋肉で自分の体重を支えながら階段を上るという動作です。**

運動初心者の方が、階段の上り下りをエクササイズだと意識して、日々のさまざまな場面で使うようになるだけでも、筋肉への刺激となり筋肉を成長させることができます。

7 Body ナビ

刺激すればするほど、筋肉の成長が早くなる。

ストレッチはダイエットにならない

からだの柔軟性と代謝は関係ない

テレビや雑誌で「ストレッチで痩せられる」という特集を見かけることがあります。断言しますが、ストレッチをしてもダイエットにはなりません。血行が促進されて新陳代謝が高まり、脂肪が燃焼しやすくなるなどといわれていますが、そうした効果は多少はあったとしても、ごくごくわずかです。脂肪が燃焼して体重が落ちるほどではありません。

ストレッチをしているときの消費カロリーはわずかで、座っているときとほとんど変わりません。ですから、「ストレッチで痩せられますか?」と聞かれることもあるのですが、その質問は「座っているだけで痩せられますか?」と聞いているのとほとんど同じことです。

したがって、「からだが柔らかい人は痩せやすい」ということも当然ありません。

からだの柔軟性と代謝のよさは、まったく無関係なのです。

そもそもストレッチの目的は、短くなった筋線維《きんせんい》の長さを元の長さに戻し、からだの柔軟性を保つことです。

ですから、ストレッチは**不良姿勢を解消して美しい姿勢をキープしたり、硬くなりがちな筋肉を動かして血行を促進させ、肩こりや腰痛などの不快な症状を解消したりするために行うことで効果を発揮します。**

柔らかすぎるからだもよくない

しかし、柔軟性は高ければ高いほどいいというものではありません。筋肉は硬すぎるのも、柔らかすぎるのもよくないのです。

筋肉の柔軟性がよくなりすぎるほど、筋肉の出力、つまり出せる力が下がってしまいます。簡単にいうと、同じ筋肉量の場合、**柔軟性が過剰な人のほうが重い物を持ち上げられないという意味です。**

また、筋肉の柔軟性が過剰だと、場合によっては関節がゆるんで不安定になるので、関節のまわりにある靱帯《じんたい》などにも負担がかかってきます。自分のからだの柔軟性がど

柔軟性チェック

1 ハムストリングス

柔軟性不足
股関節の角度が
90 度以下

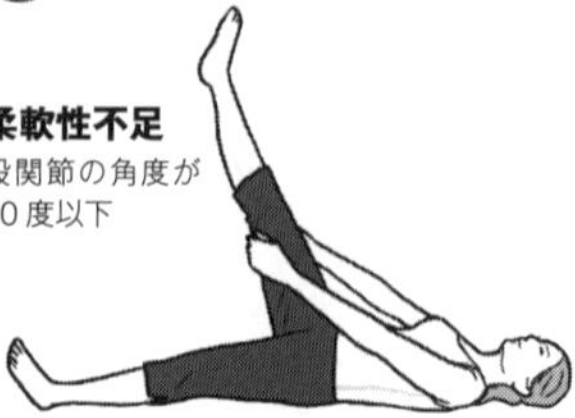

適度な柔軟性
股関節の角度が
90 度

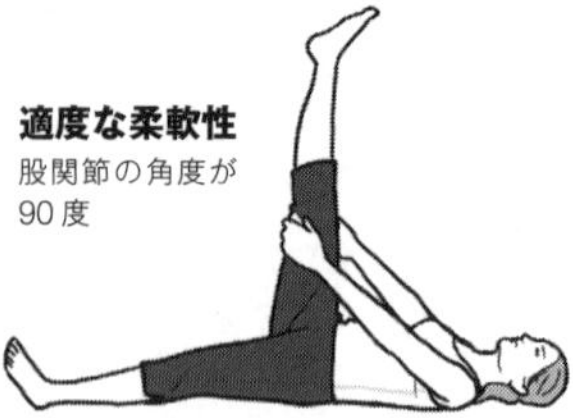

過度な柔軟性
股関節の角度が
90 度以上

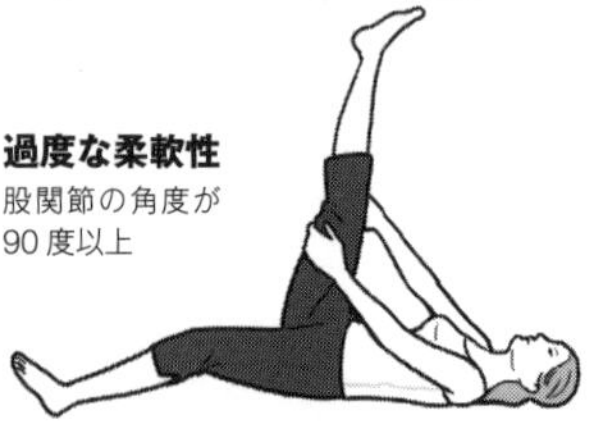

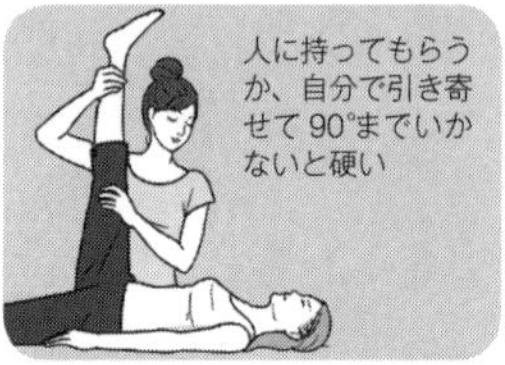

人に持ってもらうか、自分で引き寄せて 90°までいかないと硬い

2 大腿《だいたい》四《し》頭筋《とうきん》(腸腰筋《ちょうようきん》)

＊うつ伏せの状態で片方の足首をつかみ、おしりのほうに引き寄せる。腰が引っ張られ反るような感覚があると、柔軟性が低い。

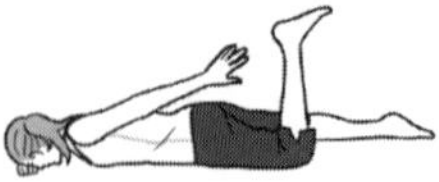

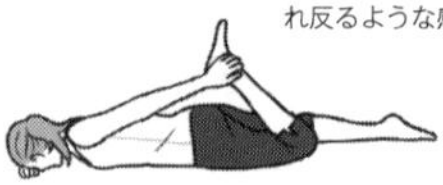

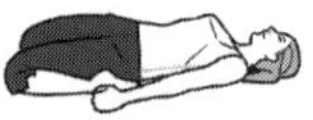

柔軟性不足
片脚をつかむことができない。もしくはかかととおしりの距離が 5 ～ 10 センチ以上でも腰に痛みを感じる。

適度な柔軟性
かかととおしりの距離が 5 ～ 10 センチ程度であれば、腰に痛みを感じない。

過度な柔軟性
両膝を曲げた状態で、両膝が浮かずに容易にからだを後ろに倒すことができる。

3 足関節

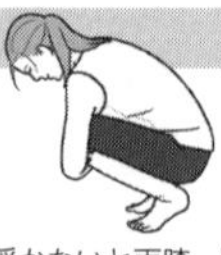

柔軟性不足
かかとが床から浮かないと両膝を抱えてしゃがむことができない。またはかかとを床につけるとバランスを崩す。

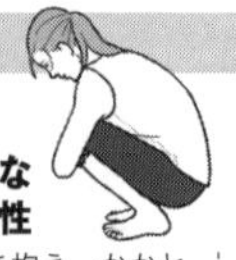

適度な柔軟性
両膝を抱え、かかとは床につけたまま、しゃがむことができる。

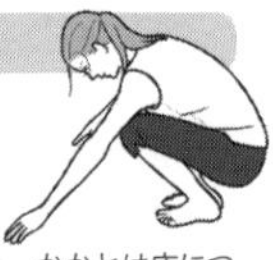

過度な柔軟性
両膝を抱え、かかとは床についたままで体重を前にかけてもかかとが浮くことなく、楽にその姿勢がキープできる。

れくらいなのかについて、前ページにチェック法を示しましたので参考にしてください。

ストレッチは、前に紹介した硬くなりやすい筋肉、姿勢維持筋を中心に行うとよいでしょう。

姿勢維持筋には、大胸筋のほか太ももの後ろ側とふくらはぎの筋肉などがあります。太ももの後ろ側のハムストリングスという筋肉は、とくに硬くなりやすく、肉離れを起こしやすくなります。また、ふくらはぎの筋肉（下腿三頭筋《かたいさんとうきん》）が硬くなると、疲れやすくなるだけでなく、アキレス腱《けん》にも過剰な負担がかかります。

172〜173ページのストレッチで、硬くなりがちな下半身の筋肉の柔軟性を保つようにしましょう。

8 Body ナビ

硬すぎず、柔らかすぎないしなやかな筋肉をめざす。

美しく見えるボディの体脂肪率は何％？

女性は20％以下が理想

外見上からも健康上からも、体脂肪率は気になるところです。多すぎるのは問題ですが、少なすぎてもよくありません。

女性は、17％を切ってしまうと、ホルモンバランスが崩れて女性の機能を保てなくなる場合があります。したがって、最低でも17％を保持することが大切になってきます。

ただ、出産の意思がなく、とにかくシャープな体型をつくりたいという女性でしたら、15％を目標にするのもよいでしょう。プロのマラソン選手やトップアスリート女性の体脂肪率はもう少し低いですが、一般の方の目標値のミニマムとしては15％で十分だと私は思います。

体脂肪率が低いと、無駄な脂肪がそぎ落とされ、からだのラインがシャープになるだけでなく、神経の伝達スピードが速くなります。要は、敏捷性《びんしょうせい》が高まり、テニスやサッカーなど瞬時に動くことが求められているスポーツで、非常に有利にはたらくのです。

一般の方はそこまでストイックに絞る必要はありませんが、私が女性のからだを見ていて感じるのは、体脂肪率20％を切ると、筋肉のラインが見えてきてきれいなからだになってきたなということです。女性の場合、一般的には22～23％が理想といわれていますが、実際は20％を切らないと、シャープさというのは出てきません。

20％を切るには、ランニングなど消費カロリーの高い運動に加えて、バランスのよい食事をとること、食べる量や質にも制限が必要になってきます。具体的なことは個人差があるので簡単にはいえませんが、生活様式がガラッと変わるくらいのことをしないと難しいと思います。

女性で20％を切ったからだというのは、よけいな脂肪やたるみとは無縁なので、メリハリのある引き締まったラインをしています。筋肉量も適度についていますから、手足やおなかにうっすらと筋肉が見えるでしょう。筋肉がなくただ痩せている人のからだつきとはまったく異なる、キレのあるからだになるには、やはり20％を切ることが一つの基準といえます。ただ、少し丸みをおびたからだのほうが美しいと感じる方もなかにはいるでしょう。「美しい」という曖昧《あいまい》な観点は、人それぞれです。

男性は10%を切ることを目標に

女性のように脂肪を蓄える必要のない男性の目標は、体脂肪率10%を切ることです。男性にとって10%切りは憧れの数字で、消費カロリーの高い運動をほぼ毎日相当に食生活をコントロールしないと実現できないので、ハードルの高い目標だと思います。体脂肪率が一桁になると、全身にくっきりと筋肉の隆起が現れてきます。「割れた腹筋は男の理想」などといわれますが、10%を切ると余分な脂肪がない状態ですから、おなかまわりも筋肉（腹直筋《ふくちょくきん》、腹斜筋《ふくしゃきん》）が割れて見えるでしょう。

一般的には12〜13%が理想といわれています。成人男性でこれくらいの数字をめざすのであれば、基礎代謝量＋普段の生活で消費するカロリーを考えると1日の摂取カロリーが2000キロカロリーを超えているようだと、運動量にもよりますが難しいと思います（個人差はあります）。

ただ、女性も男性も体脂肪率を下げすぎると、免疫力が低下して感染症にかかりやすくなってしまいます。トップアスリートでも、大会前のトレーニングでいい状態にからだを持っていけたのに、直前で風邪をひいてしまうことがあります。体脂肪の減少とともに、風邪をひきやすいなどの症状が出る場合は気をつけなくてはなりません。

体脂肪率の維持は、年齢に関係ありません。40代であろうが、50代であろうが、それ以上であっても、日々のコントロール次第で、前述したような理想の数値を維持することは可能なのです。「もう年だから」とあきらめることは一つもないのです。

反対に、体脂肪率が何%を超えると、「美しさ」「若々しさ」から遠ざかってしまうのでしょうか。見た目だけの目安としていうのであれば、女性は25%、男性は15%を超えると黄信号です。

外見的には「ぽっちゃりしてるな」と見られがちで、おなかぽっこりの中年体型になってくる可能性が高まってきます。

9 Body ナビ

体脂肪率25%を超えたら、黄信号。

Body
Life Style
Meal
Exercise
Motivation

脚が太い人と細い人の違い

運動で脚は太くならない

女性にとって「脚が太い」というのはからだの悩みの一つとなっていて、私のクライアントさんでも「脚を細くしたい」という女性はたくさんいます。また、筋トレやランニングをすると、脚が太くなると思って、運動することを避けている人もけっこう見かけます。

しかし、女性の場合、男性と違い筋肉を大きく肥大させる男性ホルモンの割合が少ないので、どんなに運動をしても〝筋肉ムキムキ〟になることは決してありません。

脚の太さというのは、骨の太さや上半身とのバランスなど生まれ持ったからだの個性にも左右されますが、基本はやはり、筋肉と脂肪のバランスです。大きく分類すると、筋肉量があって脂肪が少ない脚、筋肉量がなくて脂肪がついている脚、筋肉も脂肪もついている脚、筋肉も脂肪もほとんどついていない脚があります。

めざしていただきたいのは、筋肉量があって脂肪が少ない脚です。老化は足腰から進んでいきます。**下半身にしっかりと筋肉がついていることで、歩く、走る、階段を上り下りする、腰をかがめて荷物を持ち上げるといった活動が無理なくスムーズにできるだけでなく、中高年になると痛めやすい膝関節や股関節を守ってくれます。さらには、基礎代謝が上がり、太りにくい体質をつくります。**

筋肉量があって、脂肪の少ない脚。それが理想の脚、つまり太りにくい脚なのです。もしあなたがこれから運動をして、脚を細くしたいと思ったら、筋トレで脚の筋肉をつける一方で、ランニングなどの有酸素運動と、摂取カロリーを下げることで筋肉の上についている脂肪を落としましょう。

運動をしていて脚が太くなったというのは、脂肪の量が変わらないまま筋肉がついたからなのです。

太ももの裏側に筋肉をつけるとシャープな脚に

筋肉のつき方でも、脚の太さの印象が変わってきます。つまり、太ももの前側の筋肉（大腿《だいたい》四頭筋《しとうきん》）と後ろ側の筋肉（ハムストリングス）のバランスです。太ももの前側の筋肉が発達してくると、脚は太く見えてしまうのですが、太ももまわりのサイズが同じでも、ハムストリングスが発達している人のほうが、視覚的な効果で脚が細く見えます。**後ろ側に筋肉がついてくると、きれいな筋肉のラインが出てきて、ヒップアップにもなるので、脚が引き締まって見えるのです。**

太ももの前側に筋肉がつきやすいのは、効果的にからだを鍛えるための基本原則の一つ、〝意識性の原則〟が関係しています。これは、筋肉はどこをどのように動かしているかを意識することで、動作習得がしやすくなり、その結果、効果が上がるというもの。からだの前面のほうが見えるので、正しいエクササイズ動作が習得でき意識しやすいですよね。だから鍛えやすい。反対に、からだの背面は見えない部分が多いので難しくなります。

さらに、歩き方のクセによっても太ももの前面にばかり筋肉がついてしまうことがあります。猫背状態の不良姿勢で歩いていると、**前加重になり大腿四頭筋ばかりに刺激が加わって発達し、ハムストリングスは衰えてしまうのです。正しい姿勢で歩くことは、脚を太くさせないためにも大切なのです。**

スリッパやサンダルはふくらはぎを太くする

自宅やオフィスでスリッパやサンダルを履く習慣のある人、あるいは、ミュールのようなかかとを覆わない靴が好きな人は要注意です。スリッパやサンダルはスッと突っ掛けられて楽な履き物ですが、長時間履くことは、脚にあまりよくありません。つま先からペタペタと着地してしまうので、かかとから着地し、重心がつま先に抜けていくという足裏全体を使った歩き方ができなくなり、本来の歩行が崩れてしまいます。

足首の曲げ伸ばしをし、足裏をしっかり使った正しい歩行が行われていれば、ふくらはぎの筋肉が伸び縮みするので引き締まるのですが、かかとを覆わない靴では伸び縮みがされにくくなるので、ふくらはぎの筋肉が下がって太く見えるようになる場合があります。自宅では素足で過ごして、普段から筋肉を正しく使う生活スタイルに変えることが、きれいな脚につながります。

10 Body ナビ

足裏全体を使った歩き方が、脚を細くする。

肩がこる人は、重い荷物をあえて持とう

肩がこる要因はさまざまあり、ストレス性など精神的なものと、不良姿勢によってからだのバランスが崩れることで起きる肉体的なものがあります。肉体的な要因のなかには、低筋力によるものもあります。左右の腕は、片方で約2キロ程度あるのですが、それだけの重さを支える筋肉量がないと、肩周辺の筋肉にかかる負担が大きくなり、血行が悪化して肩がこってしまいます。

そういう状態の人は、筋力がないので重たい荷物を持つことが苦手です。軽いものしか持てないようになり、ちょっと重たいものを持つと肩こりがひどくなり、さらに荷物が軽量になり負荷がなくなるため、筋肉は衰える一方です。

同じ状態を続けない

反対に、重いものをずっと持ちすぎて肩こりがひどいという人もいます。同じ状態でずっと荷物を持ったままというのは、筋肉を動かしていないことになります。

筋肉は収縮と伸張をくりかえすことで活動し、血行が促進され、酸素と栄養が行き渡るのが基本的なしくみです。

こういうときの肩こりを回避するには、時折、肩を大きく回してあげるとだいぶ違います。筋肉が伸び縮みして血行が促進されるので、スッキリするでしょう。

肩がこると、湿布を貼ったりマッサージをしてやりすごす人も多いですが、それでは肩こりの根本原因は解決されません。その瞬間は気持ちよくても、またすぐに肩がこってつらくなってしまいます。

肩がこったなあと思ったら、「腕を大きく回して肩甲骨を動かしてあげる」。これを、気づいたときでいいのでくりかえして行いましょう。スッキリして、仕事もはかどります。

part 2

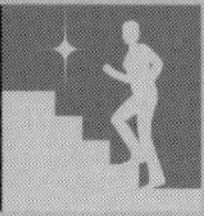

Life Style

「ライフスタイル」
―― 普段の生活をしながら筋肉を動かす

階段を使うだけで、筋肉量は増える

1日5分階段を使うと、40キロカロリーを消費する

いま、運動習慣がある日本人は人口の3分の1程度。40代はおよそ25％に過ぎません。運動をしている人よりも、運動していない人のほうが多数派です。

そんな人たちにとって運動を習慣にするのは、ハードルの高いことかもしれません。40年の人生で、していなかったことを新しく始めるのですから。

ここで、いきなり「筋力トレーニングをしましょう」「ランニングや水泳などの有酸素運動をしましょう」とはいいません。ｐａｒｔ1でも何度か述べましたが、まずは「階段を使う生活」に切り替えてみましょう。

たとえば、1日に5分階段を上り下りしたとすると、消費カロリーは年齢・性別・体重などによっても変わりますが約40キロカロリーになります。5分というと、長いような気がするかもしれませんが、駅や会社のエレベーターを使わずに、全部階段を

使えば、5分の階段の上り下りは不可能ではありません。

これまで運動していなかった人が、この階段を使う生活に切り替えるだけで、20歳以降、何もしないと年1%ずつ減少する筋肉量を維持するだけでなく、増やすことができます。

また、運動経験のない人にとっては、自分の足で階段を上って下りる動作でも十分に筋力トレーニングになります。特殊な動作ではないので、フォームの習得がしやすく効果的で安全にトレーニングできます。その結果、**筋肉のつきやすいからだに変わっていきます。筋肉がつきやすくなると基礎代謝量が上がり、脂肪が燃焼しやすくなる効果もあります。**

階段を使うことに対して、疲れるとか、めんどうとか、ネガティブに考えてしまう場合は、階段を使う生活が自分を若返らせる、太りにくいからだをつくることになると考えたらどうでしょう。逆に、エスカレーター、エレベーターを使うと老いる。

あなたは「老いる」ほうをとりますか？「若返る」ほうをとりますか？　そうやって考えてみると、階段を利用することに積極的になれるのではないでしょうか。

からだを動かさないから疲れる

そもそも、エスカレーターやエレベーターを使いたくなるのは、「疲れている」からでしょう。でも「今日は疲れたな」と感じているとき、それが肉体の疲れなのか精神的なものや頭脳の疲れなのか、ちょっと考えてみてください。肉体労働や立ち仕事、営業の外回りなどで疲れたというのでしたら、無理して階段を使わなくてもいいと思います。でも、会社でのデスクワークや会議、あるいは人間関係のストレスで疲れたと感じているのでしたら、肉体的疲労ではないのですから、階段を使ったほうがいいでしょう。むしろ、**からだを動かしていないから倦怠感《けんたいかん》を感じているのです。**

その倦怠感を肉体的疲労と勘違いして、ますますからだを動かさない生活を続けると、どんどん老化してしまいます。

「疲れた」と思っても、あなたが感じている倦怠感はからだを動かしたほうがスッキリするものかもしれません。今日の仕事帰り、階段とエスカレーターの両方があったら、だまされたと思って、階段を選択してみてください。そして駅から少し遠回りして歩いて帰ってみてください。きっとだるさが抜けて、爽快感《そうかいかん》を得られるでしょう。

私は、からだが若返る、老いないからだのバロメーターとして、階段を使う習慣があるかどうかも重要視しています。階段のいいところは、毎日できること。筋トレをしましょうといっても、よくて週に1度、月に1~2回になってしまうことが多いのですが、その程度の頻度だと筋肉に与える刺激としては少なく、変化は起きにくいのです。しかし、階段の場合、会社勤めなどをしている人は、少なくとも週に5日、1日に5~10分はトレーニングできるわけです。それを10年、20年続けるだけでも、立派な運動習慣といえます。

自宅にいることが多ければ、掃除や洗濯でも階段を使うことはできると思います。スーパー、マンションでも意識して使ってみましょう。

腰や膝などに疾患がある方は、階段を使うことは可能か医師に相談してみてください。階段を上るより下りるほうが膝や腰に負担がかかるので、場合によっては上りだけでもいいでしょう。

1 Life Style ナビ

〝毎日の階段〟が筋トレ。

電車で立っていると、よいことがたくさんある

骨盤が歪むのは、筋肉を使っていないから

私たちトレーナーは、全身の筋肉バランスを鍛えて整えるために、「バランストレーニング」をメニューに加えることがよくあります。

このトレーニングは、バランスボールやバランスディスク、ムービングディスク、バランスマット、バランスボールミニ、ストレッチポールといった、からだがグラグラと不安定になるツールをよく使って行います。

からだが不安定になる環境をわざわざつくり、これだけのツールを使ってトレーニングする種目が何十種類とあるのですが、それはつまり、からだがグラグラした状態でトレーニングを行うと、ある一定のからだの機能が高まるからなのです。

最大のメリットは、関節の安定力が高まること。たとえば、骨盤の両サイドには凹みがあり、そこに大腿骨《だいたいこつ》の先端が入る形で股関節《こかんせつ》をつくっています。足を大きく持ち

上げたり曲げ伸ばししたりするときは、大腿四頭筋《だいたいしとうきん》（ももの前の筋肉）やハムストリングス（ももの後ろの筋肉）、大臀筋《だいでんきん》（おしりの筋肉）などの大きな筋肉がはたらいています。その動きをスムーズにするのが股関節です。

関節というのは、骨と骨が密着しているのではなく、スムーズに動かせるように必ず「遊び」があります。半面、遊びがある以上、しっかり固定させているのではないので不安定な状態だともいえます。

人間は絶妙なバランスで、その不安定な状態のなかで自然に活動できているのですが、遊びの許容範囲を超えて、あってはいけない方向に動かされてしまうと、関節がはずれてしまったり靭帯《じんたい》を損傷してしまったりします。

とくに骨盤は、動かさないでいるとその周辺の筋肉が衰えて硬くなりがちです。骨盤を正しいポジションに保っておくのがむずかしくなり、遊びの許容範囲を少し超えて股関節や腰椎などの関節がズレてしまいます。これが歪みにつながります。そうならないためには、日頃から関節周辺の筋肉を動かすことが大切です。

関節を安定させる筋肉は全身にたくさんあり、それら小さな筋肉群を総称して「スタビリティ（安定させる）マッスル」といいます。

Body
Life Style
Meal
Exercise
Motivation

これらの筋肉を強化すると、関節が安定してきます。関節が安定すると、そこではじめて正しい動作ができるようになり、ケガのない、転倒を防ぐからだの動きが可能になります。あえて不安定なところでトレーニングをするのは、こうした理由からです。

私たちトレーナーの役目は、見せる筋肉をつくることだけではなく、より機能的な、安定したからだをつくることで、健康なからだ、いくつになっても衰えないからだをつくることも大きな仕事です。ですから、アウターマッスルも大切ですがインナーマッスルもしっかり鍛えることを重要視しているのです。

電車で〝ゆる筋トレ〟

関節の安定を強化するのに効果的なバランストレーニングですが、じつはこの、「からだがグラグラする不安定な状態」をつくるのは、道具を使わなくてもできます。それが、動いている電車で、つり革などにつかまらずに立っていることです。

電車というのは走行中、床がずっと揺れていて非常に不安定な状態です。そこで、**つり革につかまったり、何かに寄りかかったりせず、自分の力で体重を支えてまっすぐに立つこと。それだけで立派なスタビリティマッスルのトレーニングになります。**

電車内を格好のトレーニングルームと思って、何もつかまらずに、少し足幅を開いて立つ習慣をつけましょう。最初は電車が揺れるたびに、からだがブレてよろめいてしまうかもしれませんが、訓練しているうちに安定してきます。揺れに動じなくなってきたら、足幅を少しずつ狭めていくと、トレーニングの難易度を上げていくことができます。ただし、急停車に備えてすぐにつかまれるところで行いましょう。

電車のなかでこうした意識で立つことは、バランスツールを使ってトレーニングをしているのと似たような効果が期待できるのです。1日1駅分から始めて、少しずつ増やしていきましょう。

階段を積極的に使うことでからだにいいことがたくさんあるのと同じで、電車内で立つ習慣をつけると、安定したからだ、機能的なからだをつくるという「いいこと」があります。電車で座れないことをイライラしたり残念に思ったりするよりも、トレーニングのチャンス！と前向きにとらえられるようになるといいですね。

Life Style ナビ 2

電車でスタビリティマッスルトレーニング。

Body
Life Style
Meal
Exercise
Motivation

普段の履き物を再チェックする

ハイヒールを履き続けると、骨の並びが崩れてしまう

人間は本来、裸足でまっすぐに立った状態のときが、からだのどこにも過度な負担がかかっていません。まっすぐ立った状態から、その場でジャンプをして着地をするとか、前に進んで歩くといった基本的な動作に対して、一部の関節だけに過度の負担がなくその動作が自然にできるように、骨や関節の可動範囲がつくられています。

ですから、本来の骨の並びが保たれており、決められた可動範囲のなかで適度に動いている分にはケガや痛みが起きることもありません。からだになんらかのトラブルが起きるのは、その可動範囲を超えているからなのです。

そういう意味で、ハイヒールを履いている状態というのは、強制的に、本来の骨の並びを崩してしまうことになります。ハイヒールを履くと、かかとが上がってつま先立ちの状態になりますね。すると、自然と前傾姿勢になりますが、歩行時にはからだ

を起こして歩きます。腰の湾曲《わんきょく》が過剰になってしまい、もうこの段階で本来の骨の並びではなくなってしまっています。

しかも、かかとが上がっている状態なので、足の運びも変わり、骨盤から背骨にかけての骨の並びが崩れてしまいます。**ハイヒールを履くということは、自ら強制的に骨の並びを崩すということ。つまりハイヒール用の骨の並びにしてしまうということなのです。**

こういう状態で、長時間立ったり歩いたりしていると、足腰が痛くなるのは当然です。いちばん負担がかかるのは腰部で、高いハイヒールを履く習慣のある人は、腰痛持ちであることが多いのです。

とはいえ、女性は仕事上の身だしなみとして、ハイヒールを履かないと失礼になってしまうこともありますよね。

「ハイヒールを履いてはいけない」とはいいません。からだへの負担が大きいことを理解して、できるだけ履く時間を短くするよう工夫してみてください。それだけで腰痛が軽減されたという女性はたくさんいます。

スリッパが「サリーちゃん足」をつくる

足の骨は、とても小さな骨の連結によってできており、それぞれの骨が少しずつ曲がって、歩くという動作を可能にしているのですが、正しい歩行、つまり、「かかとから着地をして足の裏全体が床に着き、そして足関節が屈曲から伸展し、つま先から蹴り出す」という、この一連の動作ができない靴は、意外といくつもあるものです。

スリッパはその最たるもので、ずっとスリッパで家のなかをパタパタと歩き回っていると、その蹴り出しのない歩き方がクセになってしまい、いざふつうの靴に履き替えて外出したときに、正しい歩行ができなくなってしまう可能性があります。

実際、そういうパタパタ歩きの人がたくさんいます。私自身、街で足の運びがおかしい人を見かけると、ものすごく気になってしまいます。「ただでさえ家でスリッパを履いているのに、外出時もかかとを覆わないつっかけを履いていたりすると、ますます正しい足の運びができなくなってしまいますよ」と教えたい衝動に駆られます。

70年代のテレビアニメのヒロイン、「サリーちゃん」のような、ふくらはぎから足首にかけて、棒のようでメリハリがないなと思う人の歩き方を見ると、みんなスリッ

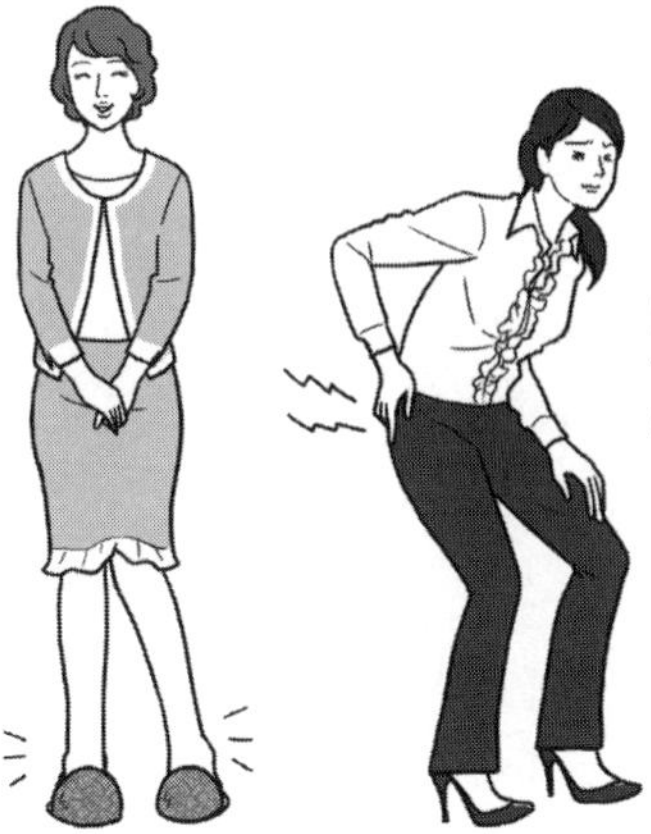

ヒールの履きすぎは、腰痛の原因に。

かかとを覆わない履き物は、蹴り出しのない歩き方に。

パを履いているときのような歩き方なのです。そのような歩き方の人は、**歩行スピードが遅く、足音がペタペタしているので見ていてすぐにわかります。**

ふくらはぎの筋肉が少なく、メリハリのない脚は、見た目にも美しいとはいえません。脚の太さを女性は気にしますが、まずは普段履いている履き物から見直してみましょう。家のなかでは、裸足がいちばん。外出時も、できるだけかかとを覆わない靴は履かないほうが足のためには賢明です。

ソールが分厚い靴も、正しい歩行の妨げになります。ソールが硬すぎて、足の骨が曲がらないからです。また、形状によりますが、ブーツも足首の動きが抑制されてしまうので、長時間履いたり、週に何度も履くのはおすすめしません。

おしゃれなゴム製の長靴を履いている人もよく見かけますが、これもあまりおすすめできません。かかとを上げた瞬間に、長靴のかかとがずるっと下がって、靴と足のかかと部分の間にすきまができてしまいます。すると、足の骨を曲げながら蹴り出す動作がしにくくなってしまうのです。長靴なので、長時間、習慣的に履く方はいないと思うのでだいじょうぶだと思いますが、足が疲れやすくなってしまうでしょう。

靴を選ぶときは、屈曲性の高いものを

「歩く」ということは、もっとも基本的な運動動作です。それが負担なくできるよう、靴選びは慎重にしたいもの。履いてみて、より裸足に近い、足裏、足指を使った自然な歩き方ができると感じる靴がよいでしょう。

靴を購入するときは、デザインだけでなく、試し履きをして、少し店内を歩いてみて歩きやすさを自分なりに確認してみてください。

また、足が屈曲するポイントと同じ場所に、靴が屈曲するポイントがなくてはなりません。これが足と靴で同じ部分になければ、スムーズにフィットして歩くことが難

しくなります。

革靴でも、ソールに硬い底板が張ってあるようなものは、この屈曲ポイントがないものが多いので、長い時間履いていると疲れてしまいます。革靴の場合は、革が柔らかいもの、屈曲性の高いものを選ぶとよいでしょう。

このように、「正しい歩行＝きれいな姿勢、メリハリのある脚」と考えると、靴の選び方がとても重要だということがわかると思います。

正しい靴を選ぶと、足への過度な負担がなく歩きやすいので、たくさん歩くことができますが、高いヒールや底の硬い靴、サンダルなど、足腰に負担のかかる靴を履いていると、長時間歩くのがしんどくなります。

日常の活動レベルが下がっていくというのは、このくりかえしです。些《さ》細《さい》なことのように思うかもしれませんが、1日の消費カロリーもかなり違ってくるでしょう。

3 Life Style ナビ

靴が、美しい姿勢とメリハリのある脚をつくる。

高級な椅子ほど、あなたを衰えさせる

高機能椅子はコルセットと同じ

デスクワークが中心の人は、長時間でも疲れない椅子に座ったほうがからだにいいと思っていませんか？　そうした需要から、人間工学に基づいて設計された高機能椅子がもてはやされています。

しかし、こうした高機能椅子は私はおすすめしません。たしかに、腰などに過剰な負担がかからない設計になっているのですが、筋肉にとってはそれがよくないのです。自分のからだをそうした椅子にあずけてしまうことで、正しい姿勢を維持するための**筋肉をあまり使わずに済んでしまうため、まるでコルセットをしたかのように、どんどん筋肉が衰えてしまいます。**1日中、背もたれに寄りかからず、背筋を伸ばして正しい姿勢を保つのは難しいかもしれませんが、せめて30分でも正しい姿勢を維持して座るようにしてください。これはすべてにおいていえることですが、より便利なもの、楽なものに流れてしまうと、それだけ筋肉が使われなくなります。「便利・楽＝筋肉を使わない」ということなのです。ただでさえ筋肉を使わないデスクワーク。少しでも自分の筋肉を使って、姿勢を維持するよう意識しましょう。

いちばんいいのは、バランスボールを椅子代わりにして30分でも1時間でも座ることです。バランスボールはゴムでできていて、そこに座るとからだはグラグラとして不安定になります。すると、動かないように安定を保とうと、下半身や腹筋、背筋などの筋肉を総動員させて、姿勢を維持しようとします。

バランスボールを使えば、座りながら筋トレになりますし、不安定なからだを支えようと筋肉が動くと、小脳のはたらきが活発になるので、脳トレにもなります。そうした効果を狙い、オフィスの椅子をバランスボールに切り替えた人もいます。すべての方が得られる実感ではないと思いますが、仕事の能率が上がった、腰まわりの筋肉が強化され腰痛が軽減した、などと効果を感じている方もいます。

Life Style ナビ 4

リーズナブルなバランスボールをいつもの椅子に。

ソファをやめると下腹部に効く

骨盤が後傾しておなかぽっこりに

家のなかで座っている時間は、割合長いものです。長時間、不良姿勢でいると、それがからだに悪影響を及ぼすことがあります。見落としがちなのが、ソファでのライフスタイル。リビングにソファがあって、そこで食事をとったり、テレビを観たり本を読んだりと、休みの日はソファでリラックスしながら過ごすという人も多いのではないでしょうか。

ソファのように背が低くて、ふかふかのクッションがある椅子に座ると、腰が丸くなって下腹部が出る姿勢になります。そうすると、骨盤を長時間後傾させることになってしまい、腸腰筋《ちょうようきん》という骨盤と脚のつけ根を結ぶ筋肉が弱くなってしまいます。

ソファに長い時間座って、腰が痛くなったという経験のある方もいらっしゃると思います。

通常、骨盤というのは少し前傾しているのですが、ソファに座っている時間が長く、しかも習慣化している人は、だんだん骨盤が後傾してきます。すると、内臓の位置が下のほうにずれてきて、下腹部が出るようになってしまいます。ソファに座る習慣のある人は、自ら下腹が出やすくなるのを招いているのです。

そうならないためには、両方のおしりにある坐骨2点に体重をのせるように骨盤を立てて座ること。骨盤が正しく前傾し、背骨がまっすぐに伸びます。このような姿勢を保つには、ソファではむずかしく、やはりふつうの椅子がベスト。運動しないと、おなかなどに脂肪がついてきますが、ソファで骨盤が後傾することでも、下腹が出やすくなる可能性があります。加えて、腰痛の原因にもなります。骨盤をしっかり立てて座ることだけでも腰への負担を軽減するのです。

「ソファに座ってはいけない」とはいいません。たしかにリラックスできるのも事実です。しかし、1日の大半をソファで過ごすのは避けたほうがいいでしょう。

Life Style ナビ 5

ソファに座るのを、1日1時間以内にしてみる。

Body
Life Style
Meal
Exercise
Motivation

夜の過ごし方を変えると、筋肉が若返る

ナイトキャップでは眠れない

眠れないときにお酒を飲んで、睡眠を誘導することをナイトキャップといいます。お酒を飲むと、たしかに寝つきはよくなりますが、睡眠の質が低下してしまいます。睡眠周期が乱れて浅い眠りが続くので、途中覚醒してしまいやすく、疲れがなかなかとれません。朝目覚めたときに、からだがだるい、眠いということになりやすいのです。

そうすると、1日の活動レベルが下がってしまいます。すぐに疲れてしまい、集中力にも欠けるので、仕事の能率が悪くなったり、ボーッとしてしまったりします。

いつも疲れがとれない、なんとなくからだがだるくてシャキッとしない。そういう人は、お酒の飲みすぎ、あるいはナイトキャップの影響かもしれません。

アルコールが睡眠の障害になるのには、個人差や諸説ありますが、自律神経のはたらきに影響を及ぼすことが考えられます。

私たちのからだは、昼間は活動を活発にする「交感神経」が優位にはたらいていますが、夜はからだを緊張から解きほぐし、休息させるようにはたらく「副交感神経」が優位になります。**睡眠時の副交感神経が優位な状態のときのアルコールの刺激は、交感神経を活発にさせるので、質のよい睡眠が得られない可能性が出てきます。**

夜遅ごはんは、あっさりコースで

質のよい睡眠には、夕食も影響します。夕方から夜にかけてからだを休ませる副交感神経の活動が活発になってくるので、低脂肪で消化吸収のよい食事が理想です。

逆に、脂肪分の多いものは、副交感神経のはたらきを鈍らせるので控えめにします。また油っこいものは消化するのに時間がかかり、寝ている間も内臓が休まずに活動している状態になってしまいます。とくに、サーロインステーキのような高脂肪な肉の場合、消化するのに約4時間かかるといわれています。

よくいわれることですが、夕食はヘルシーなもので、就寝する2時間前には済ませるようにしたいですね。といっても、残業やつきあいなどで飲酒の機会があり、〝夜遅ごはん〟になるのが現実でしょう。そんな方は、食べる品目に気をつけてみてください。**緑黄色野菜、淡色野菜、いも類、海藻類、きのこ類、豆類、穀類、果物などがおすすめ。脂肪分の多い肉類、乳製品、卵、魚介類、油脂類、嗜好品は朝・昼に摂るようにすると、栄養バランスもとれます。**

寝る前は、スローな活動で寝つきをよくする

夜の激しい運動も、交感神経を刺激して副交感神経のはたらきを鈍らせてしまう側面があります。ですから、夜運動すると寝つきが悪いと感じている方は、夜のランニングやハードな筋トレは控えたほうがいいでしょう。

運動習慣があるのはいいことなのですが、もし、眠れないとか、疲れがとれないということでしたら、夜の激しい運動が原因かもしれません。運動する時間を朝にする、夜の運動量を減らすなど習慣を少し変えてみてください。

そのほか、眠れない要因として、精神的なものもあります。不安や悩み、気がかりなことを抱えていると、交感神経が刺激されて活発になってしまうのです。そのような場合には、心配ごとを考えないようにする工夫が必要です。たとえば、読書をするとか、音楽を聴くとか、意識がそこにいかないようにするとよいでしょう。

これはプロのスポーツ選手もそうなのですが、試合前になるとプレッシャーや緊張、不安で眠れないことがあります。試合のことを考えるから眠れなくなってしまうので、考えずに済む時間をつくることが大事です。まったく関係のない小説を読んでもらうと、たったの1ページであっという間に眠れたということがよくあります。

ぐっすり眠れて睡眠の質が上がるので、次の日の活動レベルが自然と上がります。機敏に動けたり、少し離れた距離でも歩いていこうとか、重たい荷物を負担なく持てたりします。活動レベルが高いと消費カロリーも増えるので、太りにくいからだにもつながります。

質のいい睡眠をとることは、1日の活動を左右する重要な要素です。なかなか眠れない、寝ても疲れがとれないという人は、食事、お酒、運動、精神的なもののどれが眠りの質を下げている原因なのか、一度ライフスタイルを振り返ってみるとよいでしょう。

6 Life Style ナビ

夜の時間が若さをつくるもと。

Body

Life Style

Meal

Exercise

Motivation

あなたの感じている疲れは本当の疲れ？

肉体疲労と頭脳疲労の違い

前項でもお話ししたように、疲れには肉体的な疲れと脳の疲れがあります。私たちが「今日は疲れたなあ」と感じるその疲れは、ほとんどの場合、モノを考えたり、気を遣ったり、あれこれ悩んだりといった脳の疲れなのです。

もし、あなたが「疲れたから運動する気になれない」とか「疲れたから運動は控えよう」というのでしたら、それは肉体的疲労によるものなのか、脳の疲れによるものなのかを見極める必要があります。

脳の疲れであれば、むしろ運動することによってリフレッシュし、心身がスッキリするでしょう。反対に肉体的な疲れであれば、からだを休めて十分に睡眠をとったほうがいいでしょう。

私自身、肉体疲労と頭脳疲労を分けて考えています。私は月に1回程度、1日中講習を行うことがあるのですが、このときは1日に6時間も人前で話さなくてはなりません。終わったあとは、どっと疲れます。

その疲れは、クライアントさんとのセッションで、たとえば10キロとか20キロとか走ったあとよりも、もっと疲れます。自宅に帰ってソファに横になりたいくらい疲労困憊《こんぱい》してしまいます。

でも、その疲れはたくさんからだを動かしたからではなく、脳を使ったからというのがわかります。だから、どんなに疲れていても眠くても、私は軽くジョギングをしに出かけます。そうすると、さっきまでの疲れがウソのようにスッキリします。それを、疲れたからと寝てしまうと、翌日、だるさが残ってしまうと感じています。

疲れているのに走るなんて信じられない！と思うかもしれませんが、一度、だまされたと思って運動してみてください。そのあとの爽快感を得たら、きっと頭脳疲労のときこそ、運動してスッキリしようと思うのではないでしょうか。

7 Life Style ナビ

脳が疲れているときは、からだを動かしてみる。

Body

Life Style

Meal

Exercise

Motivation

冷え性は、筋肉を動かすと改善する

からだを冷やす生活習慣の誤解

〝冷え〟がからだによくないことから、「○○を食べると冷えがとれる」とか、「△△すると体温が上がる」といった主張を見聞きします。たしかに、低体温は免疫力が低下して病気になりやすい、代謝が下がるなどの弊害があります。

しかし、ふつうに生活ができている人が何かを食べただけでからだの温度が下がって上がらなくなってしまうということは、通常考えられません。反対に、ある食品を食べたからといって、体温が大幅に上がったり、冷え性が改善されたりすることも考えられません。人間のからだは、ある食品を食べて体温が恒常的に上がったり下がったりするようなしくみにはできていないのです。

私が先日読んだ本に、「コーヒーがからだを冷やす」という記述がありました。その理由として、「コーヒー豆の主要産地は暑い国、熱帯と亜熱帯に集中している。暑い国でつくられたものは、からだを冷やす効果のある食べ物が多いから」ということでした。しかし、そこには何の根拠もありません。

からだを冷やす食べ物、温める食べ物といわれるものを食べたからといって、病気になりやすいくらい体温が変化したり、代謝がおかしくなってしまったりすることはありません。もしかしたら、その食品だけを1日3食、何年間も大量に食べ続けるようなことがあれば、変わるかもしれません。

でも、そんな食生活は現実ではあり得ませんよね。**寒かったら温かいものを食べたいと思うし、暑かったら冷たいものを食べたいと思う。それが当たり前の行動で、人間のからだにとってごく自然なことなのです。**

飲料も同じです。「冷たいものはからだを冷やすから、温かい飲み物しか飲まないようにしている」とか、「ミネラルウォーターは常温以上でないと飲まない」という人がいます。コップ1杯や2杯の冷たいもので、からだが冷えて体温が上がらなくなってしまうほど、人間のからだはヤワではありません。人間のからだには、常に同じ体温に維持しようという機能が備わっています。だから、からだを冷やさないために、冷たいものを飲まないということも根拠のない話なのです。

冷たいものを飲みたいと思うのは、からだの温度を下げたいという自然な反応の一つであり、寒いと思ったら温かいもので温度を上げたいと思うのも同様です。たとえば、かき氷を3杯も食べたら過剰なので、かなり寒くなり手足に力が入りブルブル震えます。これは毛穴を閉じてからだが熱をつくろうとしている反応の一つです。しかし数時間、または次の日になればまた元に戻っているでしょう。これが人間の身体機能なのです。

冷たい飲み物（水）と温かいご飯の組み合わせは、代謝が下がり太りやすくなるということも耳にします。食事をしているときは、100キロカロリーぐらいは消費されます。それだけの熱量を発しているところに、コップ数杯の冷たい水を飲んだぐらいで代謝が下がり、太りやすくなるとは到底考えられません。むしろ温度を上げようと、もっとエネルギーが使われると思います。

体温も筋肉で変わる

これまで、健康なからだをつくるのも、太らないからだをつくるのも「筋肉」が重要な役割を果たしているとお話ししてきました。このほかに、筋肉は体温維持、向上にも力を発揮しています。

私たちのからだは、自律神経のはたらきによって常にだいたい37℃の体温に保たれるようになっています。気温は37℃よりも低いのに、この体温を保っていられるのは、自分自身で熱を生み出し、体温を一定にコントロールしているからです。この「熱を生み出す」という役目において、いちばん貢献しているのが筋肉です。

体内の熱生産の約6割が筋肉。残りの2割は肝臓や腎臓、2割は褐色脂肪《かっしょくしぼう》（エネルギーを燃やす細胞）となっています。肝臓や腎臓は自分の力ではどうにもできませんが、筋肉量だったら努力次第で増やすことができます。しかも、6割も占めているのです。

ということは、筋肉量が減ってしまうと、熱を生み出す力が衰え、体温を維持することが難しくなるということは想像ができると思います。

冷え性の人や、普段から平均体温が36℃を欠けるような人は、総じて筋肉量が少ない場合が多いのです。体温を上げる、冷え性を改善するために、いちばんに取り組まなければいけないのは、「筋肉量を増やすこと」です。その点を無視して、生野菜を食べない、コーヒーや冷たい飲み物を飲まないといったことがいかに本質的でないか、非効率的なことか、ご理解いただけるのではないでしょうか。

筋肉が「ある」だけでは、熱は生まれない

冷え性や低体温の人は、熱を生み出す工場の筋肉が少ないだけでなく、筋肉を持っていても稼働していないという問題があります。筋肉は置いておけば勝手にたくさんの熱を生産するものではなく、動かしてはじめて多くの熱を生むものです。

ですから、体温を高めるためには、

①熱生産工場である筋肉を増やす
②筋肉を動かして熱を生産する

この両輪を同時に行うことが必要です。

筋肉のなかには、血管がたくさん通っています。血液が集まることによって、温度が上がります。たくさん筋肉があれば、それだけの血液が集まり、下がった体温は上がります。

私がトレーニングの現場にいて嬉しく思うのは、女性が筋トレをするようになっていちばん変わったこととして、「汗をよくかくようになった」「寒さに強くなった」「風

邪をひかなくなった」と、多くの方がおっしゃることです。

ある30代の女性は「毎年、寒くなると家でもソックスを2、3枚重ねて履いていたのに、裸足でも平気でいられるようになった」と、長年の冷え性が改善したことを喜んでいました。また、40代の茶道師範の方からは「汗をかくようになったのは嬉しいんだけど、着物のクリーニング代がかかって仕方がない。ホント困るのよね」と嬉しい悲鳴をお聞きしたこともあります。

女性は、筋トレをすると太るとかムキムキになると誤解されている方が多いのですが、筋肉をつけること、筋肉を動かすことは、多くの女性の悩みの一つである、冷え性を予防・軽減する効果もあるのです。

からだを冷やさないために食事に気をつけるのであれば、その前に、筋肉を増やすこと、動かすことを意識してください。そのほうがよっぽど本質的に改善できますし、合理的な結果が得られるはずです。

8 Life Style ナビ

筋肉を増やして動かすと、冷えも軽減する。

筋肉がもっともはたらく時間帯

何時に運動するのがもっとも効果的？

私が受ける質問のなかで、５本の指に入るぐらい多い質問がこれです。

運動生理学的には、午後４時〜６時の間にもっともパフォーマンスが上がるといわれています。この時間帯は、交感神経と副交感神経の入れ替わるタイミング。朝起きて、日中活動している間は交感神経が優位なのですが、夕方のこのぐらいの時間を過ぎると、徐々に副交感神経が活発になり始めます。

交感神経もあって体温が高く保たれて、過度な緊張もないことから筋肉を動かすのにもっとも適した状態なのではないかと考えられます。

しかしそれは、自分の身体機能を限界まで追い込み、コンマ１秒の記録を競うようなトップアスリートの世界で、ここがベストコンディションだといわれているのであって、一般の方が健康のために30分とか１時間ランニングをする、たった数種目の筋トレをするというときに、この時間帯でなければいけないということはありません。そもそも、ビジネスパーソンには「夕方4時から6時の間に運動しましょう」といっても、非現実的ですよね。

自分にとって快適な時間がベスト

ですから私は、この種の質問を受けると、「何時に運動するのが効果的ということはありません」とお伝えするようにしています。そのうえで、「重要なのは、あなたにとって、何時に運動するのが快適で、続けられると思いますか？ その時間帯がいちばん効果的な時間帯ですよ」とお話ししています。

続けられなければ、運動の効果は得られません。また、続けるためには無理のない時間帯、気持ちいいと思える時間帯がその人にとってベストなのです。

たとえば仮に、朝走るのが効果的といわれても、朝早く起きて仕事に行く前に走るのが苦手という人もいるでしょう。最初の数回はがんばってできるかもしれませんが、そのうち苦痛になって続かなくなってしまいます。せっかく運動しようと決意したのに、それでは元の木阿弥《もくあみ》です。

反対に、夜走るのは全然気持ちよくない。朝走ってから1日をスタートするのがいちばん快適だという人もいるでしょう。

何時に運動するのが心地いいか、続けられるかというのは人それぞれ違います。それは、私のクライアントさんを見ていても感じることです。

ある外資系部長クラスのキャリア女性は、朝ランニングをしてから出勤します。彼女にとっては、「このライフスタイルがいちばん心地いいわけです。そこにもし私が、「夕方のほうがトレーニング効果は高いですよ」といっても続かないでしょう。彼女が朝ランニングを続けられているのは、その時間帯が快適だからです。

でも、私の場合は違います。1日の仕事を全部終えて、やっと終わった、さあここからは自分の時間だ！　と走るのが最高に気持ちいい。トレーニング効果が高いからといって、仕事の途中で、やるべきことを残したまま走るのは落ち着きません。今日のタスクがすべて完了し、自分へのご褒美にランニングをするのが心地いいのです。

このように、運動が心地いい時間帯は人それぞれです。**どのタイミングがあなたにとって、いちばん気持ちいいと感じるか、続けられるかを第一に考えましょう。それがあなたのもっとも効果的な時間帯なのです。**

昨日は、朝起きてすぐにウォーキングに行きたい気分だったけど、今日は仕事が終わってから歩こうというのでもまったくかまいません。行う時間帯が重要なのではなく、続くかどうかが大事なのです。

自分が何時に運動するのが快適かわからないという人は、一度、いろいろな時間帯に運動して試してみるといいでしょう。朝なんか走れないと思っている人でも、とりあえず一度は朝試してみてください。意外と気持ちよく走れるかもしれません。

また、昼休みにジムに行くという人も最近増えているので、これも試してみてください。同様に、仕事を終えてから、夕方から夜にかけても試してみて、どの時間帯がいちばん心地よいか探ってみてください。

ただし、前にお話ししたように、夜に運動をすると交感神経が刺激されて眠れなくなってしまう人もいるので、夕食後に運動したら眠れないとか疲れがとれないといった症状が出た場合は、運動量を減らすか、別の時間帯にシフトしましょう。

9 Life Style ナビ
いちばん気持ちいいと感じる時間が、もっとも効果的。

集中力をつけると、運動習慣ができる

集中力は長時間続かない

「からだを若返らせる」という目標に対して、成果を上げるには運動習慣をつけることが重要ですが、そこに「集中力」が加わると、より効果的になります。

トップアスリートの集中力には私も常々感心するのですが、つい1分前まで冗談をいって雑談していたかと思うと、いざトレーニングとなると一瞬にして集中している。もうトレーニングのこと以外、頭にない。自分のパフォーマンスを向上させることだけに集中して打ち込んでいます。

一般の方では、なかなかこうはいきません。休憩時間を終えて、ではトレーニングしましょうといっても、先ほどの雑談を引きずっていて、集中できていないのがわかります。

アスリートと一般の人のどこが違うかというと、集中力のオンとオフの切り替えの巧みさです。

集中力というのは、長時間は続かないものです。人間の集中力の限界は、45分程度といわれています。ですから、私たちが身につけるべきなのは、**長持ちする集中力ではなく、ここぞというときにグッと集中力を発揮できるスイッチング力なのです。**

それは、電気のスイッチのように、パッとオンできたりオフできたりするかということ。集中力を高めるには、完全にオフにできるかどうかもポイントです。仕事を終えたのに、プライベートな時間でもずっと考えているという状態では切り替えがうまくいっているとはいえないのです。

集中力をつけるトレーニング

では、どうしたら集中力のオンとオフの切り替えが上手にできるようになるのでしょうか。

私がアスリートにも推奨しているトレーニング方法を紹介しましょう。運動に集中したい場合を例に説明します。

①まず本を1冊選んでください。どんなものでもかまいませんが、自分がその世界

に入り込めるようなものがおすすめ。
②トレーニングを開始してください。やろうと思っている種目の1セットに集中して取り組んでください。
③1セット目が終わったら、インターバル（60〜90秒）に持ってきた本を読みます。1分程度で読める分量は、文庫本で平均2ページなので、2ページ読んだら、トレーニング再開です。
④トレーニング2セット目を行い、終わったらまたインターバルに本を2ページ読みましょう。
このくりかえしを行ううちに、運動と読書というまったく別の世界にそれぞれ集中できるようになります。最初はトレーニング時に読んだ本のことが頭に浮かんだりしますが、何度も続けるうちに本のことなどまったく忘れて、ほかのことも気にならなくなるでしょう。

仕事も同じ方法で集中力を鍛えられます。

たとえば、タイマーをセットしておき、今から3分間集中して仕事に向かってください。3分たったら、仕事から手を離してまったく違うことをします。パズルでもゲームでも本を読むのでもいいでしょう。それが3分たったら、また仕事に3分戻る。これをくりかえすのです。慣れてきたら、仕事の時間を5分、10分と延ばしていくと、長時間集中力が続く〝長距離ランナー〟になれるでしょう。

何かをやっていて、集中力が落ちてきたなと感じたら、そのまま続けても能率は下がる一方です。思い切って、別のことをするとよいでしょう。私自身、集中力が途切れると、外に出て少し歩く、コンビニで買い物をするなど気分転換をするようにしています。

脳疲労の場合は、からだを動かしたほうがスッキリすることがあります。頭を使って疲れた、集中力が落ちてきたというときは、外を歩いたり、可能であれば15分でも走りにいくといいでしょう。

その時間がもったいないと思うかもしれませんが、グンと能率が上がり、だらだら続けるよりも結果的にスピードアップにつながるはずです。

10 Life Style ナビ 気持ちの切り替えができるスイッチング力＝集中力。

若々しい人に共通しているライフスタイル

3つのバランスが整っている

健康づくりの3原則に、「運動」「栄養」「休養」があります。一見当たり前のようですが、この3つのバランスが整っている人は、生き生きとしていて人間的な魅力を感じます。私が健康産業のなかにいて、いちばん若々しいと感じるのも、これらが充実している人たちです。

スポーツマンがさわやかに見えるように、**運動をしている人のほうがしていない人よりもはつらつとしていて若々しく見えますよね。**

また、食に対して意識の高い人。それは、高価な食材を使って調理するとか、高級なレストランで食事をするといったことではなく、レトルト食品やコンビニ弁当などに頼ることなく、自分で調理したバランスのよい食事をとっている人のほうが、当然、健康的です。

加工された食品は、どうしてもカロリーが高くなりがちです。また、からだにとって必要のない添加物もとってしまいがちです。忙しいときはいいでしょう。しかし、朝・昼・夕の3食が加工食品にならないようにするだけでも違ってきます。

最後の「休養」。私自身、休むことも大事とわかっていながらも、深夜まで仕事をしたり、週末も休暇をとらずに仕事を入れてしまったりすることがままあります。でも、仕事の合間に、2つのことを必ずするように心がけています。一つはランニング。1日の終わりにランニングをしてリフレッシュすること。もう一つは読書。仕事にはまったく関係のない本を読むことでリフレッシュしています。

適度な休養をとること、仕事以外のプライベートな時間を確保すること、運動などリフレッシュする手段を持つことは大切です。

このように、健康づくりの3原則を充実させる生活習慣の工夫が、あなたを若返らせ、健康な心身をつくるのです。

11 Life Style ナビ

シンプルに食べ、動き、休むこと。

たった5分の運動でも脂肪は燃える

「有酸素運動を20分以上しないと脂肪は燃焼しない」といわれていますが、これは間違いです。たしかに10年くらい前までは、運動によって体脂肪を落とすには、有酸素運動を最低20分以上行わなければならない、というのが定説でした。

なぜ「20分」なのかというと、からだのなかにはエネルギー源として脂質と糖質の2つがあり、最初は糖質が多く使われるのですが、徐々に脂質が使われるようになり、20分たったあたりから糖質よりも脂質が使われるようになるという理由から、この説が生まれたと考えられます。

キビキビ歩きは、立派な有酸素運動

しかし、有酸素運動で燃焼される体脂肪は時間ではなく、強度に左右されるのです。強度が高い、息があがるぐらいの有酸素運動では主に糖質が使われますが、軽く息が弾む程度までの、人と話ができる強度の有酸素運動は、主に脂質が使われます。

ということは、激しい運動ではなくとも脂質がちゃんと使われているわけです。

つまり、10分の有酸素運動でも脂肪燃焼は行われるということです。

また、たとえ5分の有酸素運動であっても、休憩を入れてまた5分運動すれば、10分運動したのと同じ効果があることもわかっています。

前に紹介した軽く息が弾む程度のキビキビ歩きを思い出してください。1日のなかで、家から駅までの距離をキビキビ歩きにする。駅から勤務先までの距離もキビキビ歩きにする。同じように帰りも行えば、かなりの時間の脂肪燃焼が期待できる有酸素運動になります。

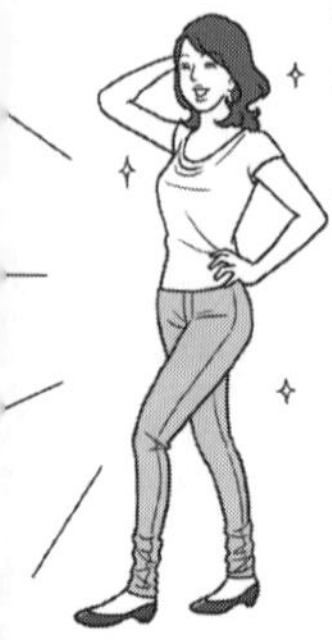

part 3

Meal

「食事」

——筋肉を意識した食事は太らない

野菜ばかり食べる人ほど太りやすい

たんぱく質抜きでは、基礎代謝の低いからだに

野菜は健康にいいからと、肉や魚などのたんぱく質を摂らずに野菜しか食べない人がいます。なかには、ダイエットのためにサラダや温野菜のみの食事を続けているという人もいまだに見かけます。

しかし、「～だけ」という方法で健康的にダイエットが成功することはまずありません。むしろ、太りやすい体質をつくってしまう危険性があります。〝野菜だけ健康法〟〝サラダだけダイエット〟〝フルーツだけダイエット〟など食事に関することもそうですし、○○するだけで痩せる、○○するだけで健康になるといったことも然りです。

食事の3大栄養素は、たんぱく質、脂質、糖質で、これらをバランスよく摂取することが、健康で若々しさを維持するための大前提です。野菜だけ食べていて、それらを十分に摂れるかというと、摂れませんよね。野菜だけというのが、からだによくな

い偏った食事であることはすぐにおわかりいただけると思います。

3大栄養素のなかでも、たんぱく質は筋肉をはじめ、爪や髪、内臓までからだのほとんどをつくっている原料です。健康なからだをつくるためには、このたんぱく質をしっかりと摂ることが大切。野菜だけ食べるのはよくないというのは、野菜にはたんぱく質がほとんど含まれていないからです。

ｐａｒｔ１でもお話ししたとおり、たんぱく質は、私たちのからだに欠かせないものです。成長期や、筋肉をつけたい人だけに必要なものではありません。痩せたい人にも必須の栄養素です。**たんぱく質が不足すると、当然筋肉量が減少します。筋肉量が減るということは、基礎代謝量が落ちて脂肪が燃えにくくなる。つまり、太りやすく痩せにくい体質になってしまうということです。**

野菜だけ食べていても健康的に痩せられないのは、こうした理由からです。肉はからだに悪く、野菜だけがよいという安易なイメージを変えてください。

Meal ナビ 1

〝野菜だけダイエット〟はもうやめる。

「ごはんを食べていないのに太る」人の共通点

炭水化物を食べないから太る

「肉や魚、乳製品といったたんぱく質は太るから避ける」のと同じ理由で、ごはんやパンなどの炭水化物（糖類＋食物繊維）を摂らないのも問題です。とくに、白米は高たんぱくで、脳のエネルギーとなる糖質の宝庫です。**極端な糖質カットをすると、集中力が維持できなくなるなど低血糖を起こしたり、筋肉量を減らすことにもなります。**

糖質を十分に摂れていない人は、見てすぐにわかります。顔に活力がない。脳に栄養素が回っていないので、ボーッとしている。体重は落ちるかもしれませんが、引き締まっていくのではなく、げっそりしていく。そういう人が美しく見えるか、若々しく見えるかといったら、残念ながら見えませんよね。

私のクライアントさんにも、痩せることを目的にトレーニングを始める人は多いのですが、野菜だけとか、炭水化物抜きのダイエットをしている人は、最初は体重がガクンと落ちますが、そのうち落ちなくなってきます。それで「痩せない、痩せない」と悩んでいるのです。

人は食事から糖質を摂り、それがエネルギーになって脳やからだを動かしていますが、食事から摂ったものは数時間で消費してしまいます。そこで肝臓に貯蔵してあった糖を引っ張り出してエネルギーとして使います。しかしこれも少なくなってくると、今度はからだの体脂肪を分解して糖をつくります。それと同時に、たんぱく質も糖に変えてエネルギーを生み出します。そうやって、からだは絶えずエネルギー（糖）をつくっているのです。しかしたんぱく質の摂取をカットしてしまうと、もう一つのたんぱく質の宝庫でもある筋肉を分解して糖を生み出します。これが糖新生《とうしんせい》という反応で、筋肉量を減らすリバウンドのメカニズムでもあります。

私は、一部のクライアントさんには普段の食事のメニューを書いてもらっています。昔は明らかにカロリーオーバーの人が目立ちましたが、今はどう計算してもカロリーオーバーになっていない人のほうが多いように感じます。つまり、「食べていないのに太っている」というタイプが増えているように思います。

これは、**自ら筋肉を減らす食生活をして、太りやすい体質をつくっているからです。**

Body
Life Style
Meal
Exercise
Motivation

そんな食生活をしている人が筋トレをしても、ますます筋肉量は減っていきます。つまり、筋トレをしながら筋肉を減らしていることになっているのです。「筋トレも有酸素運動もやっているのに一向に痩せない」というのは、こうした理由からです。

処方箋は、カロリーが上がってもいいからバランスのいい食事を摂ること、たんぱく質も炭水化物もしっかり摂ることです。食事内容を変えるだけで、体脂肪・体重が順調に落ちていく人を私は何人も見てきています。

ストレスがあなたを太らせる

もう一つ、摂取カロリーはオーバーしていないのに太ってしまう要因としてストレスがあります。人間はストレスが過剰にあると、防衛反応から脂肪を蓄え、エネルギーを蓄積して危機に備えようとするのです。

ストレスの原因には、仕事や人間関係は当然ありますが、皮肉にもダイエットそのものがストレスになることもあります。食べたいのに食べられない、甘いものを食べてはいけないという制限がストレスとなって、太りやすくしていることがあるのです。

糖質と脂質のみの食事も太りやすい

糖質と脂質を同時に摂取する食習慣があると、カロリーとしては少なくても体脂肪になりやすくなります。

たとえば、朝食はトースト1枚（パン1個）とコーヒーという方。「パン1枚だから太らないでしょ」と思いますよね。ところが、パン（糖質）にバター（脂質）をぬって食べていたら、糖質＋脂質という太りやすい食べ合わせになってしまいます。

ある人は、朝食はパン1枚と卵と果物を食べているとします。カロリー的にはこちらのほうが高いですが、栄養のバランスがとれています。前者のほうはカロリーは低いけれど、糖質と脂質をいっしょに摂っているので体脂肪として蓄えられやすく、たんぱく質も摂れていないので、偏っています。

どちらが太りやすいかというと、パンしか食べていない人のほうなのです。

2 Meal ナビ

「食べる量」ではなく、「食べ方」に注目する。

炭水化物はダイエットの敵ではない

分量を意識して食べることがポイント

ダイエットの方法として、いまだに根強い信奉者がいるのが「炭水化物抜きダイエット」。しかし、これは諸説あり、一概に否定することはできません。糖尿病やその遺伝の可能性がある方などは、有効な場合もあるようです。ただし、これを実践するのが難しい方も多いと思います。

炭水化物というと、日本人の私たちはまずごはんが浮かぶでしょう。ごはんは、炭水化物ですがたんぱく質でもあります。炭水化物をまったく摂らなくても、ほかの食品のなかに糖質が含まれているので生命を維持することはできます。

しかし、日本人は世界のなかでも無類の炭水化物好き。ごはんに始まり、パン、うどん、そば、パスタなど、バラエティに富んだ炭水化物を摂取しています。好きな炭水化物を完全に摂らないでいると、大きなストレスになり、ストレス太りをもたらしてしまいかねません（↓108ページ）。

あるいは、無理をして炭水化物を摂らないでいると、ほかの栄養素をたくさん摂ってしまいがちになって、逆にカロリーオーバーになることもあります。

気をつけたいのは「分量」です。炭水化物はカロリーが高いので、摂りすぎると太ります。空腹だからといってごはんを何杯もおかわりしていると、当然太ります。

普段食べるごはんの量というのは「いつも使っている茶碗にこれぐらいの分量を何杯」という目安があるのではないでしょうか。

つい食べすぎてしまうという人は、茶碗のサイズを少し小さくするという方法も有効です。最初はもの足りないと感じるかもしれませんが、それが習慣になってくると、その分量で満足できるようになります。

炭水化物を抜いても体脂肪は落ちない

もう一つ、炭水化物について誤解されていることがあります。炭水化物を摂りすぎると、体脂肪が増える、即、脂肪になるという誤解です。

炭水化物を完全にカットすると、確実に体重が落ちるので、その反対に食べると体

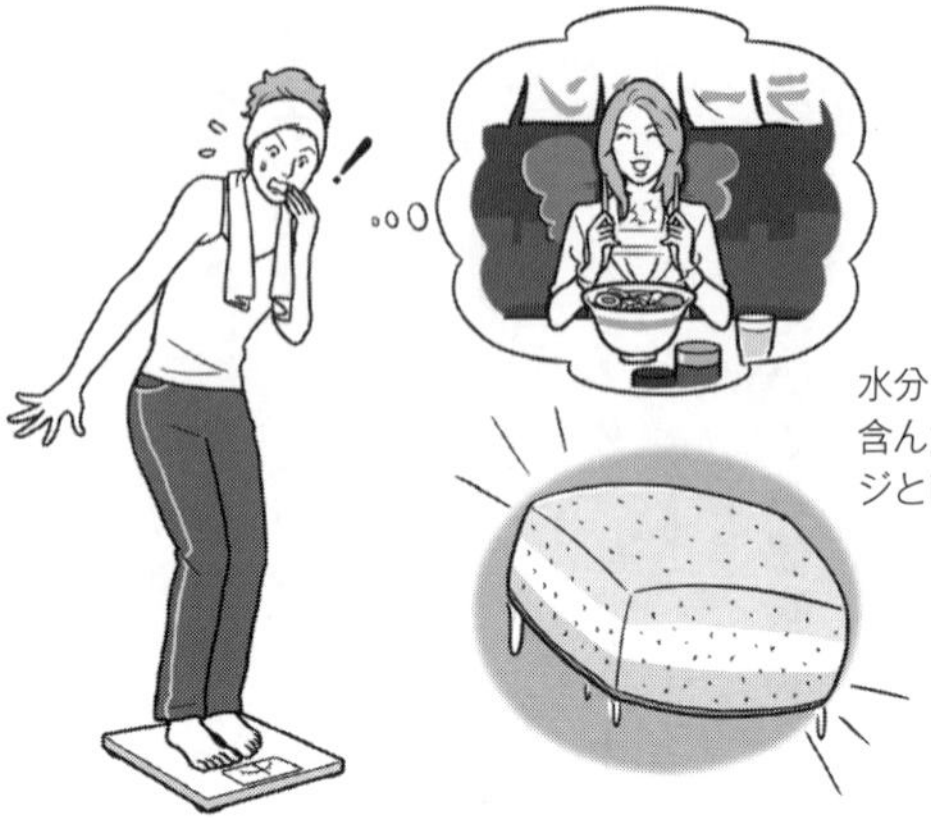

脂肪が増えるというイメージがあるのでしょう。

炭水化物を絶食すると体重が落ちるのは、体内の水分量が増えないからなのです。

炭水化物（糖質）1分子に対して、水分子が3つ結合します。これは、糖質1gに対し、水が3g吸着するということです。したがって、炭水化物を摂らないと、体内の水分量が減るため体重が落ちるのです。決して、脂肪が落ちるわけではありません。

ラーメンを食べた翌日、体重が1～2kg増えていて驚いた経験はありませんか？　これはラーメンを食べて急激に体脂肪が増えたのではなく、炭水化物を摂って体内の水分量が増えたのに加え、塩分が高いためだくさん水分を摂取した結果、体内水分量の増加が体重に跳ね返っているのです。もちろん、カロリーオーバー分は体重に反映されますが、1食のラーメンで体脂肪が1～2kg増えることはありません。

つまり、**炭水化物の摂りすぎが即、体脂肪増加につながるわけではないのです。**実際、通常のたんぱく質摂取量から、多少多く摂取したところで、すぐに脂肪が蓄積されるのではないことが、研究の結果わかっています。

炭水化物抜きの効果よりも、炭水化物を適量摂取する効果のほうが大きいことはおわかりいただけたと思います。

炭水化物（糖質）をはじめとする栄養をバランスよく摂って、脳とからだにエネルギー補給し、1日を活動的に過ごす。とくに運動をしなくても、1日のなかで、階段を使う。たくさん歩く。座りっぱなしでいない。こうした生活スタイルが身についてしまえば、それだけでエネルギー消費量が上がり、「太りにくいからだ」になります。

Meal ナビ 3

ごはんを食べて動けば、それだけで太りにくくなる。

Body
Life Style
Meal
Exercise
Motivation

果物主義の落とし穴

果糖がカロリーオーバーになる

動物性たんぱく質を摂らない「菜食主義」と同じように、フルーツを食事のようにして食べ、ほかの栄養素を極端に摂らない人たちのことを「果物主義」と呼ばれているのですが、私のまわりにも少なくありません。

割合年齢の高い方々に多く、果物を毎食後食べないと、気が済まない人たちです。おそらく、戦後に果物が高級品でなかなか食べられなかった時代を子どもの頃に経験してきたからなのでしょう。「果物はからだにいいから」「ビタミンCが豊富だから」「ヘルシーだから」と、みなさんおっしゃいます。

しかし、日本人に不足している栄養素はビタミンCではなく、唯一カルシウムだけです（↓130ページ）。

決して、果物を食べることがよくないわけではありません。果物にはビタミンやミネラルが豊富なだけでなく、食物繊維も多いので血糖値の上昇を抑えるはたらきもあります。食後は、血糖値が急上昇します。したがって、食後のデザートに果物を食べるということは理にかなっていると思います。しかし、**果物には果糖という糖分が多く含まれているので、1日の総摂取カロリーに照らしてみたときに、たくさんの種類の果物を食べることでカロリーオーバーになっていないかを考えてみる必要があります。**

1日のうち、食後の果物は1回だけで十分です。りんごやなし、グレープフルーツなどなら1日1個、オレンジ、みかん、キウイなら2個まで。バナナなら2本までが適量です。

もちろん、食事のかわりに果物だけ食べるのはよくありません。理由は「○○だけ食べる」の弊害と同じです（↓104ページ）。

4 Meal ナビ

果物は1日1個がベスト。

水で痩せる⁉

飲みすぎは逆効果

健康によさそう、ヘルシーで太らない、ダイエットに効果的と思われている飲食物に、「野菜」「果物」そして「水」があります。

基本的に水にはカロリーがないので、太ることはありません。1日に1～2ℓ程度飲む分にはとくに問題はないでしょう。

ただし、海外の報告で、1日に16ℓ飲んだ女性が、水分の過剰摂取により、血中の電解質バランスが崩れる中毒症状（水中毒）に陥ったとされます。これほど過剰摂取することはないと思いますが、極端な摂取には気をつけてください。

「水で痩せるか」という議論ですが、水をたくさん飲むことで満腹感が得られ、その結果、摂取カロリーが減り、ダイエットにつながると考えることはできるでしょう。

ただし、**1日の総摂取栄養バランスが、水をたくさん飲むことによって何かの栄養素**

が不足してしまうと、痩せることにはつながりません。

筋トレをして、ダイエット中だからと、たんぱく質を極端に減らして水をたくさん飲んでおなかいっぱいにしている状態では、筋トレをしている意味がありませんし、筋肉が効果的につくられないのでダイエットにもつながりません。

朝1杯の水から始めよう

水でおすすめしたいのは、よくいわれていることではありますが、朝起きてすぐにコップ1杯の水を飲むこと。寝ている間、軽度の脱水状態になり、血中の水分量が減って血液の濃度が高くなります。**水を飲むことでこれを補正し、1日の活動のスイッチが入ります。**

朝運動をしている人はとくに、運動前に水を飲むようにしてください。血液の水分量が少ない状態で運動すると、血栓ができやすくなります。

5 Meal ナビ

朝1杯の水で調子を整える。

Body
Life Style
Meal
Exercise
Motivation

同じ食事をして太る人と太らない人の違い

「食べていないのに」の錯覚

「20代の頃の食事内容と変わらないのに30代後半、40代になって太るようになってきた」

「若い頃より食べなくなっているのに太るのはどうして?」

こうした声をよく耳にします。

part1からお話ししてきているように、理由の一つは、基礎代謝量の問題があります。20歳をピークに、とくに運動をしないでいると、年1%ずつ筋肉量が落ちていき、基礎代謝が低下して太りやすくなるというサイクルのお話です。

30代後半から40代というのは、仕事や子育てでもっとも忙しく充実してくる時期といわれます。若いときよりますます忙しくなり、ますます運動しなくなる……。このように、若いときよりも1日の運動量が減ってしまうため、一般的に20代に比べて40

代の基礎代謝量は、10％以上落ちているといわれているのです。

もう一つは、「同じ食事をしているのに太る」とか、「食べていないのに太る」といいますが、そう思い込んでいるだけで、実際には摂取カロリーは落ちていないという可能性があります。

社会人になりたての頃は、仕事を覚えるのに精一杯、給料も少ないといったことから、おなかいっぱい食べたとしても、質のいい食事ではなかったという方もいると思います。それが、30代半ばを過ぎ、40代になると、若い頃のように食べないかわりに、お酒をたしなんだり高級な味も覚えるようになったのではないでしょうか。

消費カロリーが減っているのに、いいもの、おいしいものを食べていたら、消費カロリーよりも摂取カロリーが上回るのは必至でしょう。私たちが「おいしい」と感じるものは、甘くてクリーミー、味が濃いものです。一般的に、これらはカロリーが高いものが多いでしょう。バターがたっぷりなものはハイカロリーですし、外食でおいしいと感じるもののほとんどが、油がたっぷり使われていることが多いでしょう。

何度もお話ししているように、体重が増える基本的なしくみは、消費カロリーより摂取カロリーが上回れば、カロリーオーバーとなり、からだに体脂肪として蓄積されるのですから、40歳を過ぎて太りやすくなったと感じるのは、こうしたことが原因なのです。

「同じ食事をしているのに」「食べていないのに」といいますが、若いときと同じ運動量、基礎代謝量であれば、体重が増えることはありません。まとめると、

①運動しなくなっている
②基礎代謝量が落ちている
③食事の内容が変わってきている

この3つが、同じ食事をしているのに太る原因といえるでしょう。

太らないデザートを選んで食べる

甘いものが好きな女性は多いと思いますが、デザートの食べ方一つでも、太りやすい危険なものと、そうでないものとがあります。109ページで、脂質と糖質を同時に摂ると、太りやすいとお話ししたことを思い出してください。

これに当てはめると、同じデザートでも、たとえばショートケーキ、デニッシュなどの菓子パンは、砂糖（糖質）、クリームやバター（脂質）を含んでおり、「高カロリ

ーで太る」黄金のセットです。では、大福や最中などの和菓子はどうでしょう。同じ甘いものでも糖質のみですから、ケーキや菓子パンほどは体脂肪になりにくく、太りません。

これにはインスリンが関係しています。甘いもの（砂糖などの糖質）を摂ると、血糖値は一気に上がります。その血糖値を下げるはたらきがインスリン。インスリンがこの血糖を筋肉や脂肪細胞に取り込ませるはたらきをし、血糖値が上がりすぎてしまうことを防いでいます。

しかし、このインスリンにはもう一つのはたらきがあります。血糖値を下げることを優先するため、脂肪分解をストップさせて糖を優先的に使わせるという反応を起こします。またいっしょに摂った脂質を体脂肪にため込ませる作用も起こします。

したがって、どうしても甘いものが食べたくなったときは、脂質ができるだけ使われていないものを選ぶといいでしょう。

6 Meal ナビ

大人の食事法・食事量に変えてみる。

「甘いものはやめられない!」人のための呪文

意識を持って食べる

毎日、一度は何か甘いものを口にしないと我慢できない。体重さえ気にしなければ、毎食事のあとに必ずデザートを食べたいのだけれど……。これは、多くの女性の悩みではないでしょうか。じつは私もその一人です。

どうしても甘いものがやめられないという人。あるいは、葛藤するのをあきらめて習慣のように甘いものを食べてしまう人。こういう人は、欲求をコントロールする〝プロセス〟を理解するとよいでしょう。

人間には、食欲、性欲、睡眠欲の3つの欲求があり、これらを常にコントロールしながら生きています。今日中にしなければいけない仕事があるからまだ寝てはいけないとか、明日は朝早いから早く寝ようというように睡眠欲を自分で制御しています。性欲に関しても、社会的規範を逸脱するようなことのないよう、ふつうはコントロールしているはずです。

ところが食欲だけは、自分の思いどおりになかなかコントロールできないものなのです。本来、おなかがすいたからモノを食べるというのが生物の反応ですが、人間は食欲のバランスが崩れています。

たとえば、小腹がすいたからポテトチップスを食べる。しかし途中でおなかが満たされたらそこで食べるのをやめればいいのに、いつの間にか「1袋完食するまで食べよう」という目標に変わってしまいます。

あるいは、会社で配られたお土産のお菓子がデスクの上にいくつかあるとします。動物は空腹でなくエネルギーが満たされていれば食物を口にしないのに、人間は目の前にあるからとつい食べてしまう。でも、それは本来のエネルギーを補給する意味での食欲ではありません。食べる前に、本当に自分はおなかがすいているだろうか、と考えることなく、なんとなく手が伸びてしまっただけでしょう。

このように、「なんとなく食べてしまう」「目の前にあると食べてしまう」といった無意識に食べるという行動を起こしてしまう人は、**食べる前に、「私は今空腹だろうか？」と自問自答してみましょう。**そして、意識を持って食べるようにトレーニングしてみてください。

甘い誘惑に負けないトレーニング

そのためのトレーニング方法を紹介します。目の前に甘いものがあったときに、どうするかという心理トレーニングです。

机の上に、おいしそうな焼き菓子がありました。「食べたいな」とあなたは思いました。そのときに、「なぜ自分はこれを食べたいと思ったのだろう?」と考えます。「さっきまで悩ましい会議をしていて頭を使ったから血糖値が下がっているんだ。だから甘いものを欲しているんだ」という、それが正当な理由かどうかに関係なく、何か明確な理由があるときには、食べていいのです。

でも、考えてみても、とくに理由は見当たらない。「昼食は済ませたばかりだし、とくに頭脳労働をしていたわけじゃない。ただ単に目の前にあるお菓子がおいしそうに見えるだけ」と思ったとします。それでも、食べていけないわけでなく、食べてかまいません。ただ、**食べる前にいったん、なぜ食べたいと思ったのかを考える時間を持つようにするのです。**

これをくりかえしていくと、無意識な行動から意識的な行動に変化し、人によっては「食べたい理由があるときのほうがおいしく感じる」とか「理由がないときはおいしく感じなくなってくる」とおっしゃる方もいます。

反対に、それがわかるようになると、人間は理由をつくるようになります。目の前の甘いものをよりおいしく食べたいと思うから、食べる前に仕事をもうひとがんばりしようとか、軽く走ってから食べようなどと考え、行動を起こすようになります。

これは甘いものばかりでなく、スナック菓子でも煎餅でも、口に入れるものなんでも同じです。「なんとなく食べる」というのが、ダイエットにはいちばんよくありません。

食べる前に、なぜ自分はこれを食べたいのかという理由を探すことは、無意識に食べ物を口に入れてしまうことを防ぎ、食欲を自分でコントロールすることにつながるのです。

Meal ナビ 7

おやつを口に入れる前に、自問自答。

肉はダイエットに必要不可欠

食べないと筋肉が減る原因になり、太りやすくなる

肉はダイエットの敵！ と思われている人は多いですね。たしかに肉類はカロリーが高いものが多く、脂質も多いので、「太る」と思われても仕方がないと思います。しかし、これまでお話ししてきたように、肉類を食べないとたんぱく質不足になり、「若返るからだ」からどんどん遠ざかってしまいます。

筋肉がつくれないばかりか減っていくことにもなるので、基礎代謝量が落ちて太りやすいからだにもなってしまいます。

若々しいからだ、太りにくいからだにも必須の肉類。よけいな体脂肪を蓄えないようにするために、肉はまず良質なたんぱく質が含まれている部位を選ぶようにしましょう。

良質なたんぱく質とは、「アミノ酸スコア１００」ということです。たんぱく質は

約20種類のアミノ酸から構成され、そのなかでも9種類は体内ではつくれないので、食事から摂取する必要があります。これを「必須アミノ酸」といいます。

すべての必須アミノ酸がバランスよく含まれているたんぱく質を「良質な」というのですが、これは、よくワインやウイスキーの樽にたとえて説明することがあります。樽は何枚もの板をつなぎ合わせて丸い空洞をつくっているのですが、そのうちの1枚だけでも板の長さが短いと、そこから中の水分があふれてしまいます（↓次ページ）。

必須アミノ酸には、イソロイシン、ロイシン、バリン、リジン、トリプトファン、スレオニン、メチオニン、フェニルアラニン、ヒスチジンがありますが、たとえば、ほかは100あるのに、あるアミノ酸だけ40しかないと、そのいちばん少ない量しか吸収できません。

「アミノ酸スコア100」というのは、すべてのアミノ酸がバランスよく100含まれていて、体内への吸収率も高いものをいいます。

食品成分表には、このアミノ酸スコアが表記されています。そのなかで、アミノ酸スコア100の食品には、肉類では、鶏胸肉、鶏ささみ、豚ロースなど。ほかに卵、鮪《まぐろ》の赤身、ツナなどがあります。

たんぱく質の吸収

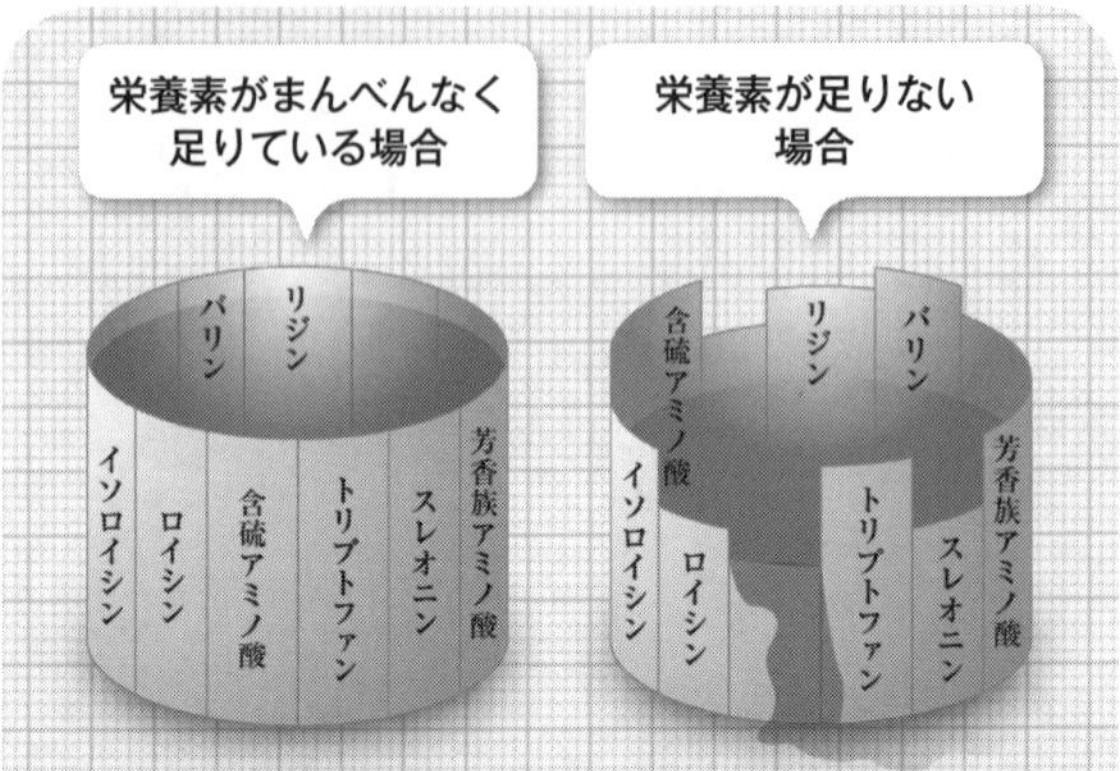

食べ物や飲み物から補給しなければならない必須アミノ酸。一つでもその量が足りないアミノ酸があると、他のアミノ酸をどんなにたくさん摂っても、十分に吸収されない。

主な食品のアミノ酸スコア

※『食品成分表 2007』より

食品	アミノ酸スコア	食品	アミノ酸スコア
精白米	65	鶏肉（胸肉）（ささみ）	100
小麦粉	44	鮪（赤身）	100
大豆	86	鮭	100
鶏卵	100	ツナ	100
牛乳	100	あさり	81
牛肉（サーロイン）	100	ピーマン	68
豚肉（ロース）	100	じゃがいも	68

このように、**たんぱく質を摂るときにはアミノ酸スコア100の良質のものを選ぶと効果的です。**しかも、鶏のささみやツナなどは、比較的価格も安く低脂肪なのも魅力的ですね。

良質のたんぱく質という意味では、肉以外にもアミノ酸スコア100の食品はあります。右ページの表を参考に、「高たんぱく、低脂肪」の食品を選ぶようにするとよいでしょう。

また、穀類はリジンが不足していて100にはなっていませんが、リジンが豊富な動物性食品（牛肉、豚肉、鶏肉、魚類、納豆やインゲンなどの豆類）などをいっしょに摂ることで、必須アミノ酸バランスが改善されます。たくさんの食品を、同時に摂ることも大切なのです。

8 Meal ナビ

体脂肪をためないアミノ酸スコア100の食品を摂る。

Body
Life Style
Meal
Exercise
Motivation

あなたに不足している栄養素はビタミンではない

ビタミンは普段の食事で十分足りている

不足しがちな栄養素を、サプリメントや栄養補助食品などで補給しているという人もいると思います。とくに女性に多いのが、ビタミン剤を常に携帯している人。日本人は、ビタミンが不足しがちだといわれていることから、「補給しなくては」と思うのでしょう。

しかし、**実際に日本人に不足しているのは、唯一女性のカルシウムだけで、そのほかの栄養素は厚生労働省の国民栄養調査を見ても、摂取基準を超えているのです。**

ビタミン不足は肌によくないとか、老化が早く進むといった健康情報に振り回されがちですが、日本人平均で見ると、ビタミン摂取量は十分足りているということをまず認識していただきたいと思います。

そのうえで、ビタミンよりも私たちに欠乏しているカルシウムについて考えましょう。とくに気をつけなくてはいけないのは、40歳以降の女性です。女性ホルモンの影響で体内のカルシウムが減ってきてしまううえ、閉経を迎えるとさらにカルシウムの減少率が高まって骨密度が低下し、骨粗鬆症《こつそしょうしょう》になりやすくなってしまいます。

効率よくカルシウムを吸収する食品

では、これからカルシウムをしっかり摂るために小魚を食べよう、と思われた方もいると思います。しかし、魚から吸収できるカルシウム量というのはごくわずかで、効率のよい食品とはいえません。もともとカルシウムは、含有率の高い食品であってもほとんどは体外に排泄《はいせつ》されてしまい、からだに吸収されるカルシウムはわずか20～30％にしか過ぎません。小魚の吸収率は、30％程度です。

カルシウムが多く含まれていて吸収率でも優秀なのは、やはり牛乳で、50％程度の吸収率があることがわかっています。また、チーズなどの乳製品にも同量の吸収率があり、大豆製品も比較的優秀です。摂りすぎればカロリーオーバーになりますが、1日に必要なカルシウムを摂取するための分量でしたら心配するほどではありません。

1日に必要なカルシウム量の目安は、800mg。これを摂取しようとするなら、牛乳1杯（約220mg）をベースに、チーズ（約150mg）、豆腐（1/3丁で約100mg）に加えて、いわしの丸干しや煮干し、干しえび（なんと大さじ1杯で約570mgも摂取できる）などを意識して食べるようにすると、800mgをクリアできるでしょう。

大根の葉や小松菜、モロヘイヤなどもカルシウムが多い野菜として有名ですが、**含有量がそれほど多くないので、乳製品などから摂ったほうが効率よく目安量に近づけることができるでしょう。**

カルシウムをたくさん摂りすぎると問題!?

これらカルシウムやたんぱく質などは、たくさん摂れば摂るほどよいのでしょうか？

たんぱく質はカロリーも高いので、摂りすぎれば体脂肪が増えるのでよくないことは想像がつくと思います。

カルシウムはどうでしょうか。カルシウムは多少過剰に摂っても腎臓で濾過《ろか》され、尿といっしょに体外へ排泄されるので問題はないでしょう。しかし、カルシウムは筋肉細胞のなかに作用して収縮や弛緩《しかん》させることに関与している栄養素でもあります。

このとき体内のマグネシウムが足りていないと、カルシウムが筋肉細胞のなかに入りすぎてしまい、けいれんを起こしやすくなります。また、カルシウムを摂りすぎると、マグネシウムも体外へ排泄されてしまうために、神経興奮、つまりイライラなどの情緒不安定を引き起こします（月経前症候群《PMS》）。マグネシウムには神経の興奮を鎮めたり、体温や血圧を調整したりするはたらきがあります。

「カルシウムが足りないからイライラしているんじゃない？」といわれたことはありませんか？　正確には「カルシウムとマグネシウムのバランスが悪いからイライラしているんじゃない？」となります。

カルシウムとマグネシウムの理想的なバランスは、2対1。ちなみにマグネシウムの多い食品として、アーモンドなどのナッツ類、納豆、ひじき、ごま、玄米などがあります。**カルシウムをたくさん摂るのであれば、マグネシウムのことも忘れないでください。**若返りにイライラは大敵ですから。

9 Meal ナビ

カルシウムとマグネシウムを意識して摂る。

Body / Life Style / Meal / Exercise / Motivation

低脂肪の食品が内臓を休ませる

消化活動にも休養が必要

脂肪分の多い食事というのは、消化吸収に時間がかかります。脂がたっぷりのった霜降りのサーロインステーキの消化吸収には、約4時間を要することは前述しましたが、バターはさらに消化に時間がかかり、およそ12時間も必要とされています。そのほか、うなぎや天ぷらも、消化にステーキと同等かそれ以上の時間がかかります。

反対に、脂肪分の少ない低脂肪のものは、消化吸収が速やかに行われます。卵や果物などは30分〜2時間程度で消化するほか、「煮る・蒸す・ゆでる」の調理工夫で、消化を高めることができます。おかゆは、その代表ですね。

このように、低脂肪のもの、消化のいいものを食べることは、消化吸収に使われるエネルギーが少なくて済むので、内臓を休ませることにつながります。

睡眠中であっても、内臓は、前日に食べたものを消化するために活動を続けています。もし、寝る少し前まで食べている、それも脂肪分の高いものや、量をたくさん食べてしまっているとしたら、寝ている間中、ずっと内臓は食べ物を消化するためにフル稼働しなければなりません。これでは、芯からからだを休めることはできません。

「からだを休める」ということは、睡眠時間が長いからといって充足するのではありません。内臓や神経なども含めた、からだ全体を休ませることが十分な休養なのです。

病気のときにおなかにやさしいおかゆや胃に負担の少ないペースト状になったものをすすめられるのは、消化スピードの速いもので、質のいい休養をしっかりとるためでもあります。スポーツ選手の場合も同じで、かなりハードな練習をしたときほど高カロリーな食事をしたがりますが、遅い時間の食事の場合は、低脂肪なものにするように指導しています。十分な休養がとれてこそ、翌日の練習の質が上がります。

低脂肪というと、ダイエット目的ばかりが注目されますが、このように「しっかり休む」ためにも重要なのです。

10 Meal ナビ

夜遅い日の食事は、脂肪分を控える。

Body
Life Style
Meal
Exercise
Motivation

本当に1日3食食べなければならない?

1日のトータルで摂取カロリーと栄養バランスを見る

ここでいちばん大切なことは、1日3食必ず摂らなくてはいけないということではなく、1日の総摂取カロリーと総栄養バランスがどうだったのか、という視点です。食べる回数の話は、その次なのです。

よく、2食だと太るとか、1食では不健康だなどといわれますが、ここには、「1日の総摂取カロリーと総栄養バランス」の視点がありません。

たとえば、「1日3食しっかり食べています」という人でも、1日の総摂取カロリーを3000〜4000キロカロリーも摂っていたら、当然カロリーオーバーで太ります。

反対に、自分は1日2食がちょうどいいという人で、**1日の総摂取カロリーが2200キロカロリーと適正なカロリーで栄養バランスもしっかりしているのであれ**

ば、2食でも何の問題もないわけです。

習慣で食べるのをやめる

私たちは、1日3食でなければならないという意識にとらわれすぎているところがあります。会社員の人によくありがちなのは、昼食は12時と決められているから、「あまりおなかがすいていないけれど、12時だから食べよう」というケースです。

習慣だから決まった時間に食事をする。これをくりかえしていると、実際には空腹ではないのに、おなかがすいたような感覚になってきます。これが習慣というもので、**それほどエネルギーを消費していないのに空腹な気がするから食べる、ということをくりかえしていると、体内のエネルギーがまだ消費されていないのにエネルギーを取り込むことになるので、蓄積されやすくなってしまいます。**

この習慣意識が強いと、たとえば、今日は仕事で1日忙しく、まともに食事をとる時間もなさそうだから、朝ごはんをしっかり食べておこう、といった意識がはたらきます。

じつはこれは危険な行為で、たくさん食べると、いつもより早くにおなかがすいて

インスリンが出続けている状態 ＜イメージ図＞

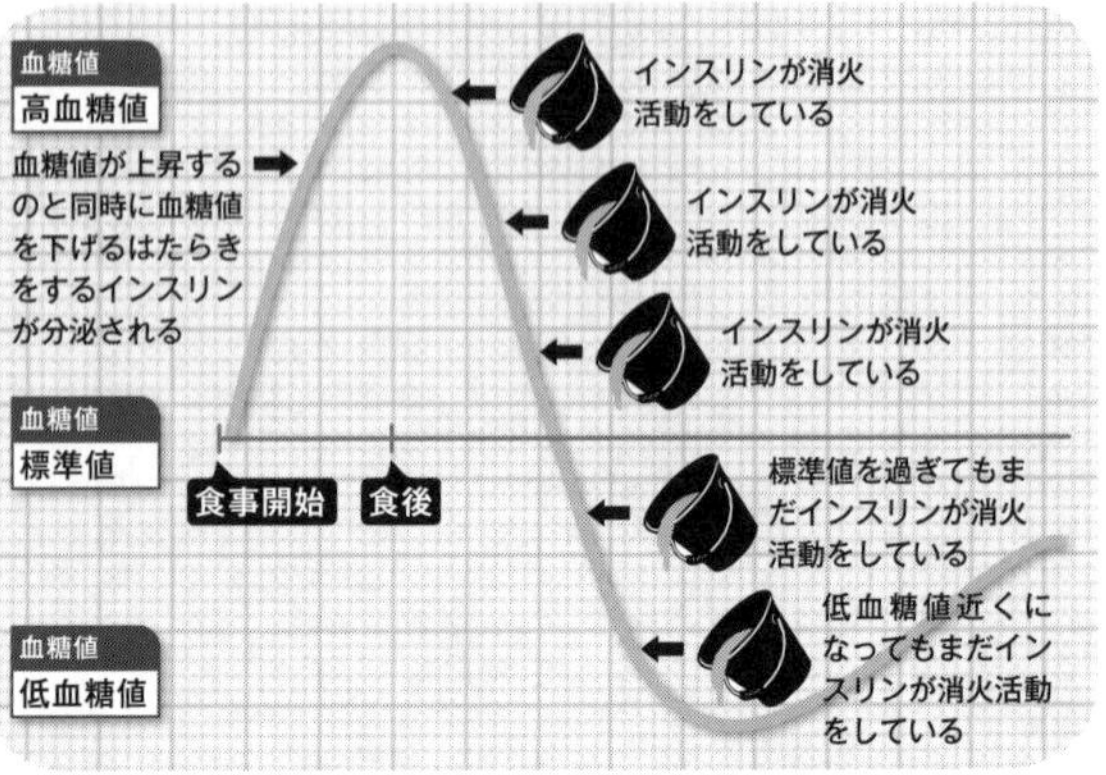

しまう場合があります。

食事をして血糖値が上昇すると、血中濃度を下げようとするインスリンがすい臓から分泌《ぶんぴつ》されて、血糖値を一定に保つようにはたらきます。これが通常のメカニズムなのですが、炭水化物（糖質）をものすごくたくさん摂って血糖値が一気に上昇すると、インスリンの分泌量も多くなります。

すると、だいたい2時間程度で血糖値は落ち着くのですが、インスリンはその後もずっと出続ける状態に。火は消えたのに、ずっと水をかけ続けているようなものです。

血糖値が下がったのに、インスリンが分泌され続けていると、今度は低血糖を起こします。だから、たくさん食べたのにすぐ

におなかがすいてしまう感覚になるのです。

1食で「ドカ食い」をしてしまうのは、こうした点からも避けたほうがいいでしょう。朝食を抜いて、ものすごくおなかがすいたので昼食で「ドカ食い」をしてしまうと、インスリンの分泌量が上がってしまい、早い時間に低血糖に近い状態になって、午後3時ぐらいに小腹がすいてきたり、ボーッと眠くなったりしてしまう状況をつくってしまいかねません。

このように、空腹のしくみを理解しておくと、食欲をうまくコントロールすることができ、ダラダラ食べたり、ドカ食いをしてしまったりすることがなくなり、メリハリのある食生活に切り替わるきっかけになるのではないでしょうか。

しかし、このインスリンの反応には個人差があり、すべての方に当てはまることではないので注意してください。朝食をしっかりとったときほど昼前に空腹感を感じるという方は、気をつける必要があるでしょう。

11 Meal ナビ

「ドカ食い」でなければ、1日2食もOK。

Body

Life Style

Meal

Exercise

Motivation

Column 3

無理なく摂取カロリーを抑える買い物の方法

講演の際、「買い物の仕方によって、自然と摂取カロリーを抑えられるんですよ」というと、みなさんものすごく驚かれます。それだけ、みなさんがカロリーコントロールに苦労されているということなのでしょう。

でも、ちょっと考えてみてください。「食べる＝カロリーを摂取する」ということは、食べるものが目の前にあるから食べてしまうわけです。

カロリー制限の大原則は、摂取カロリーを落とすこと。摂取カロリーを落とすためには、食べる量を減らすことももちろん大事なのですが、購入量を減らすことも大きなポイント。食品の量と内容を見直すだけでも、摂取カロリーを抑えることができます。

そうはいっても、目の前においしそうなものが並んでいるとつい買ってしまう、という気持ちもわかります。私も空腹時に買い物をすると、大好物のスイーツについ手が伸びてしまったりするものです。

買い物は、おなかが満たされているときに

買い物は、できれば満腹のときに行くのがいちばんです。よけいなものを買わずに済み、買いすぎを防げます。

もう一つ危険なのは、セール商品。「3箱まとめて○○円のクッキー、安いから買っておこう」「いつもより1袋多く入ったラーメン、お買い得だから買ってストックしておこう」。この「買いだめ」心理が、カロリーオーバーを招きます。

自制できるストイックな人はいいですが、目の前にあると、どうしても食べたくなる、食べてしまうという人は、空腹時に食品を買いに行くのはできるだけ避けましょう。

宅配で食品を注文するときも、食事が終わったあとに注文するというのがいいですね。

part
4

Excercise

「エクササイズ」
——〝ゆる筋トレ〟とストレッチで若返り

40歳を過ぎたら始めたい〝ゆる筋トレ〟のすすめ

若返りに必要な筋肉をつけよう

40歳からのからだづくり、若返りには、下半身の筋肉の存在が何より重要だということはおわかりいただけたと思います。また、いつもと同じ活動レベルのことをしているだけでは、下半身の筋肉は20歳を境に年1％ずつ減っていくこともお話ししました。筋肉は、普段与えている刺激よりも強い刺激を与えなければ増えません。ですから、「歩く」だけでは、生活のなかで行っているレベルなので、筋肉をつけることはできません。しかし、エスカレーター・エレベーターばかり使っていた人が、駅でも会社でもデパートでも、どこでも階段を使うようになる。そうすると、普段よりも強い刺激を筋肉に与えることになるので、これだけでも筋肉量は増えていきます。

「筋肉は破壊されることで、強く大きくなる」。これが筋肉をつくる大原則。筋肉に大きな刺激が加わると、筋線維《きんせんい》が壊されます。すると、筋肉はまた同じ大きさの刺激

が来たときに耐えられるように、より強い筋肉に修復される。これが、筋肉ができるメカニズムです。

いつもよりも重い荷物を持ったら翌日筋肉痛になった、ちょっと腹筋運動をしたら翌日おなかが痛い……。こんな経験は誰もがあるでしょう。筋肉痛になるのは、筋肉が破壊され、より強い力を発揮できるように筋線維の修復作業が行われていると考えられています。痛くていやだと思うかもしれませんが、じつは、「もっと強い筋肉になりますからね」という筋肉からのサインだと思ってください。また、筋肉量が増えると毛細血管の量も増え、全身に酸素や栄養素が運ばれやすくなります。さらに、酸素から効率よくエネルギーを生み出し、疲れにくいからだづくりにも一役かっています。

このパートでは、「女性のからだを美しく健康に若返らせる」ための自宅でできる簡単エクササイズを紹介します。衰えかけている筋肉に刺激を与えて新しい筋肉をつくり、硬くなった筋肉の柔軟性を高める〝ゆる筋トレ〟です。

Exercise ナビ 1

筋肉痛は、再生のサイン。

Body
Life Style
Meal
Exercise
Motivation

子どもとできる〝ゆる筋トレ〟

ママスクワットで若返る

子育てや家事に忙しくて運動する時間がつくれないと思われている方もいらっしゃるでしょう。でも、お子さんがいるからこそできて、しかも子育てや家事のなかでできる〝ゆる筋トレ〟があります。

スクワットという筋トレは、みなさんもご存知だと思います。立った状態で膝を曲げてしゃがみ、また立つという動作のくりかえし。筋力は足腰から衰えていくので、足腰の筋肉がトータルで鍛えられるスクワットは、正しいフォームで行えば効果的です。

しかし、60~70代の高齢者であれば、自分の体重を支えるスクワットでも十分に筋肉量を増やすことは可能ですが、若い方がスクワットを週1~2回程度行ったとしても、筋肉量が増えることはあまり期待できません。筋肉に破壊を起こさせるだけの強

Stretch Lesson

ママスクワット

20回 × 2〜3セット〈週3回〉

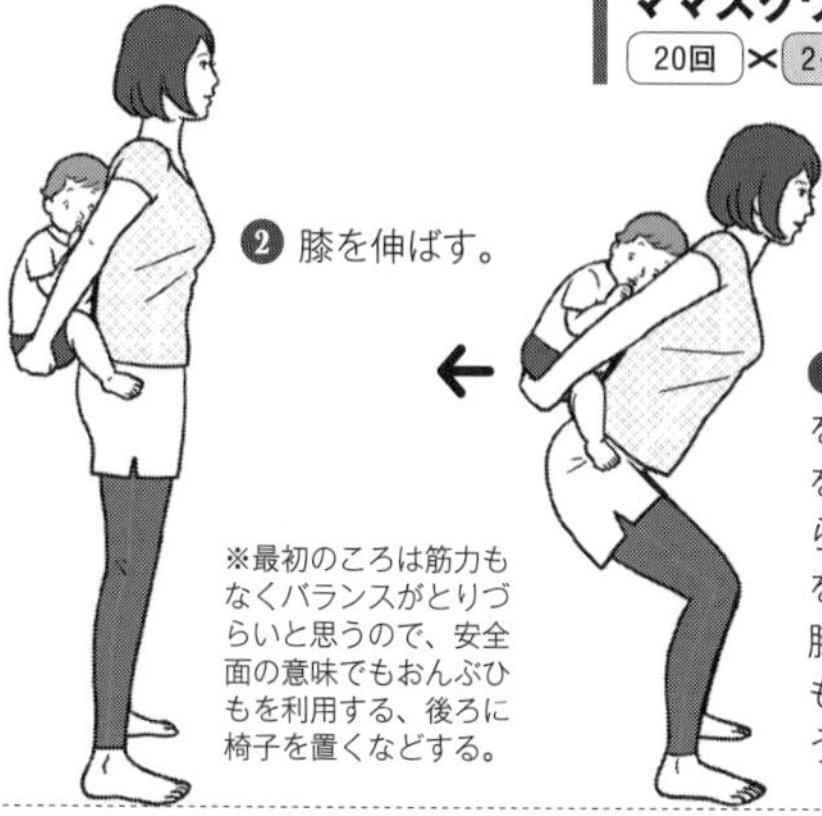

❶ 骨盤幅に脚を開き、子どもをおんぶしながらゆっくり両膝を曲げていく。膝はつま先よりも前に出ないように注意する。

❷ 膝を伸ばす。

※最初のころは筋力もなくバランスがとりづらいと思うので、安全面の意味でもおんぶひもを利用する、後ろに椅子を置くなどする。

い刺激ではないからです。

筋肉量を増やそうと思ったら、自分の体重に加えて、なんらかの負荷をプラスすることによって普段よりも強い刺激をして効果を上げなければなりません。スポーツ選手がスクワットをするときに、ダンベルを持つなどして負荷を強くするのと同じです。

小さなお子さんがいる方は、子どもをプラスアルファの負荷と思ってください。お子さんを背負った状態でスクワットをすれば、その子の体重分だけダンベルを持ってトレーニングをするのと同じ効果があります。

ご自身が安全に抱きかかえられる、またはおんぶすることができ、それでスクワットができるのであれば重さに制限はありません。

沈み込む（膝を曲げる）量を増やせば強度は上がります。20回ぐらいが限界と感じる負荷に設定し、20回を2～3セット、週3回以上やってみてください。そして、最低でも2～3カ月は続けてください。

スクワットで成長ホルモンを分泌させる

子どもの体重を負荷にしてスクワットをすることで、**からだのなかでいちばん大きな筋肉である太ももやおしりの筋肉量を増やすことができます。さらに、高負荷トレーニングになるので、成長ホルモンが出やすくなります。**

成長ホルモンは、その名のとおり、からだの成長を促す役割をしており、骨をつくり、筋肉を成長させるほか、代謝を促進させる、血糖値を一定に保つ、体内の恒常性を維持するなどのはたらきを担っています。それだけではなく、若返りになくてはならないホルモンでもあります。成長ホルモンは、脳下垂体《のうかすいたい》という場所から分泌されるホルモンで、細胞を成長させるためにはたらくだけでなく、傷ついた細胞を修復するはたらきもあります。分泌が減れば、それだけ修復しきれなかった細胞が積み重なっていき、老化につながっていきます。また、肌の水分量を保つ作用もあり、どんな高級化粧品やサプリメントも太刀打ちできないほどの威力を持っています。

そのほかにも、脂肪を分解する酵素「リパーゼ」を増やす作用があるので、成長ホルモンが肥満予防にも役立っています。これだけの作用を見ても、若返りにはなくてはならないものだということがわかります。

成長ホルモンの分泌は、年齢とともに低下してくるのですが、筋肉中の乳酸（代謝物）濃度が急激に高まるような高負荷のトレーニングを大きな筋肉に対して行うことで、成長ホルモンの分泌は大きく促進されます。

ここで紹介したママスクワットなどで、効果的に筋肉に高負荷の刺激を与えることによって成長ホルモンが分泌され、年齢とともに進行するさまざまな症状を遅らせます。場合によっては、実年齢よりも若々しいからだの機能レベルに戻すこともできるのです。

2 Exercise ナビ

ママスクワット：20回×2～3セット×週3回

脚をきれいに見せる下半身の〝ゆる筋トレ〟

太ももの裏側とおしりの筋肉をケアする

人間は、足腰の筋肉から衰えていきます。スクワットなどで筋力の衰えを補強するのは重要なことなのですが、太ももの前や外側の筋肉量が増えると、どうしても脚が少し太く見られがちになってしまいます。

また、スクワットやランニングなどもそうですが、正しいフォームが習得できていないと、太ももの前の筋肉（大腿四頭筋《だいたいしとうきん》）ばかり発達してしまうことがあります。

足腰の筋肉で衰えやすい部分を強化しながら、脚がきれいに見えるようにするには、太ももの裏側のハムストリングスやおしりの筋肉である大臀筋《だいでんきん》を鍛えるのが効果的です。

脚の筋肉量は増やしたいけれど、脚のラインをきれいに見せたいときには、からだの裏側にあるハムストリングスと大臀筋を鍛えるエクササイズを取り入れましょう。

Squat Exercise

脚が太く見えない下半身の〝ゆる筋トレ〟

ヒップエクステンション

20回 × 2〜3セット

❶ 机の上などにうつ伏せになる。股関節《こかんせつ》の部分が机の端になるようにする。

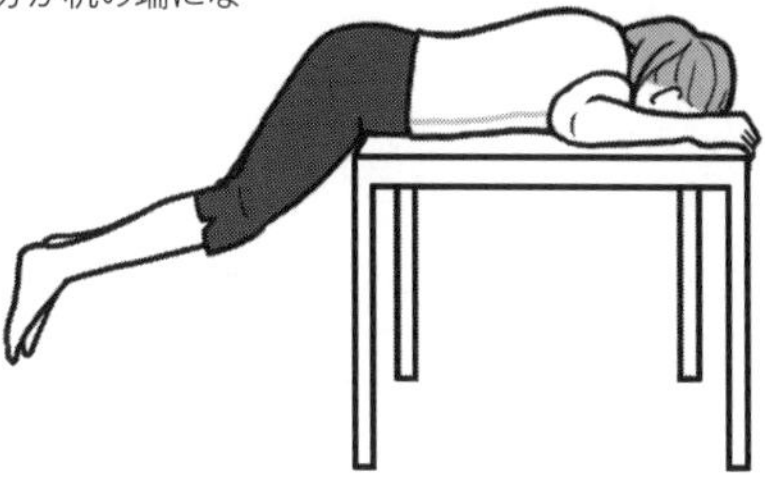

❷ 軽く膝を曲げ、膝の角度は変えないようにして脚をそのままで持ち上げられる範囲まで上げる（腰痛のある人は上げすぎに注意）。持ち上げるときに息を吐き、戻すときに息を吸う。

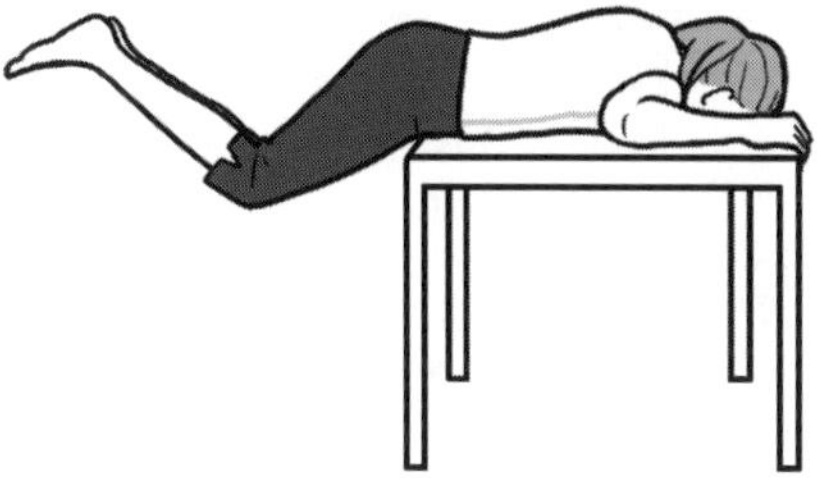

スプリット スクワット トゥリフト

左右各20回 × 2〜3セット

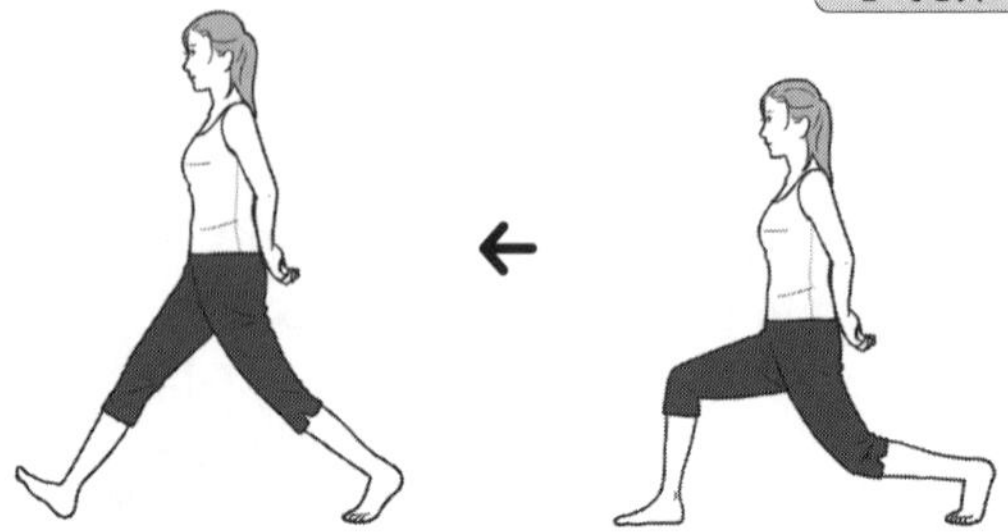

❶ 手を後ろに組んで、膝がつま先よりも前に出ないように右脚を前に出す。
膝の角度は、90度以上になるようにする。

❷ 右脚のつま先を持ち上げ、後ろに体重をかけながら膝を伸ばす。右ももの後ろを意識する。

※反対側も同様に。

レッグリフト

左右各20回 × 2〜3セット

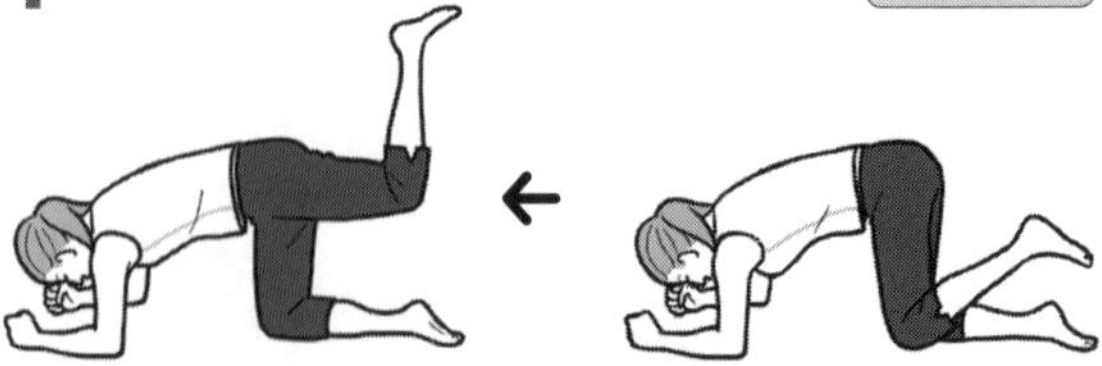

❶ 床に四つんばいになる。

❷ 片方の膝を90度に保ったまま上に持ち上げる（上げすぎると、腰に負担がかかるので注意する）。持ち上げるときに息を吐き、戻すときに息を吸う。

3 Exercise ナビ

各部位：左右各20回×2〜3セット

ストレートレッグ＆ヒップリフト

20回×2〜3セット

❶ 両脚のかかとを椅子の上にのせる。両手は床面に置く。

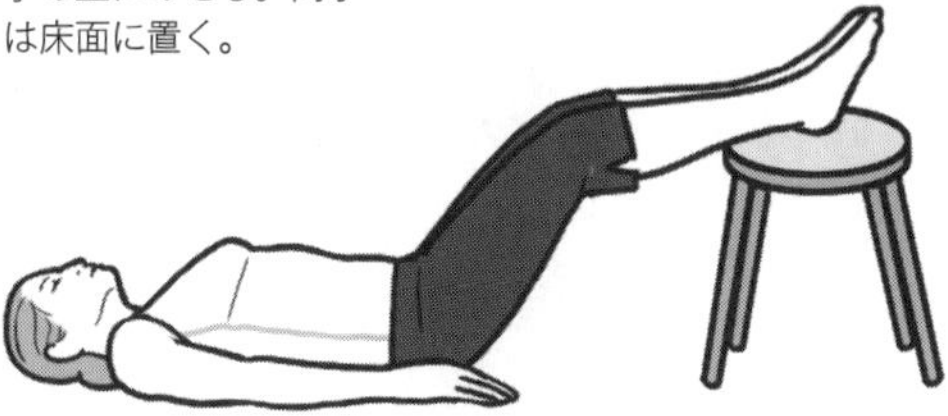

❷ 臀部《でんぶ》と背部《はいぶ》を床から浮かせる。 胸からももの前面が一直線になるのが目安。

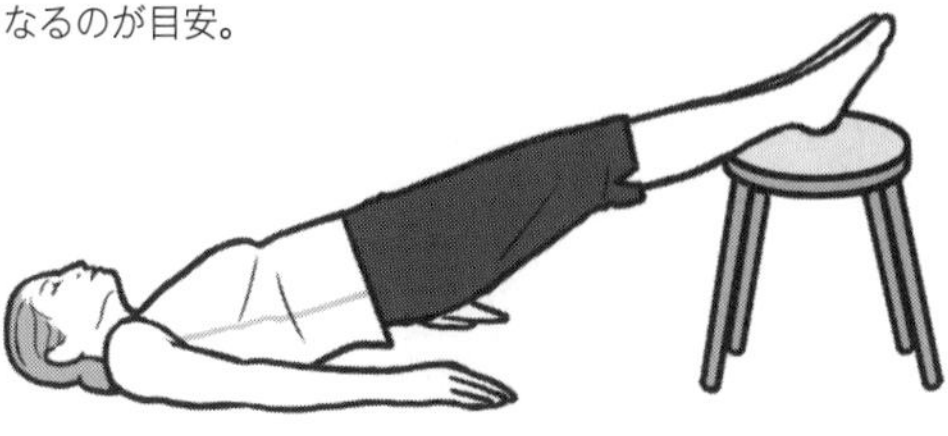

痩せ体質になる、3つの筋トレ

大きな筋肉を鍛えて基礎代謝を上げる

私が考える〝痩せ体質〟とは、次の3点です。

①筋肉量が多い
②定期的に運動をする習慣がある
③摂取カロリーをコントロールできる

これを前提に、話を進めていきましょう。

何度かお話ししているように、効果的に脂肪を燃焼させるには、まず大筋群《だいきんぐん》の筋トレをして基礎代謝を上げる。それからランニングやウォーキング、ダンスなどの有酸素運動を行い、脂肪燃焼量をアップするのが鉄則です。

筋トレを行う順番も重要で、下半身↓上半身の順に行うのが効果的。**下半身を優先させるのは、下半身は上半身よりもサイズの大きな筋肉が集まっていて、それだけ大**

きな負荷で鍛える必要があるからです。

先に上半身から始めてしまうと、そこでパワーを使ってしまい、下半身を鍛えるために必要な高負荷に耐えられない状況になりかねない場合があります。

ここでは、40歳からの〝痩せ体質〟をつくるための筋トレとして、絞りに絞って3つ紹介します。下半身2種目と、上半身1種目です。

①**フロントランジ**……直立した状態から、前に片脚を踏み込む動作を行う、ベーシックな筋トレです。太もも全体の強化、おしりの引き締め、ヒップアップなどに効果的です。

②**ヒップリフト**……太もも裏側のハムストリングスの強化やヒップアップ効果を狙った筋トレです。

③**プッシュアップ**……胸の大胸筋《だいきょうきん》、肩を覆う三角筋《さんかくきん》、上腕後ろ側の上腕三頭筋《じょうわんさんとうきん》といった筋肉が鍛えられます。

Squat Exercise

大筋群の筋トレ

フロントランジ

左右各20回 × 2〜3セット

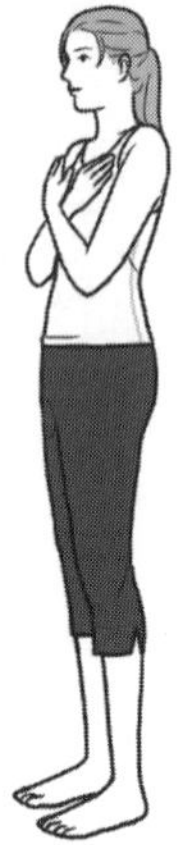

❶ 両腕はクロスして胸に重ねる。

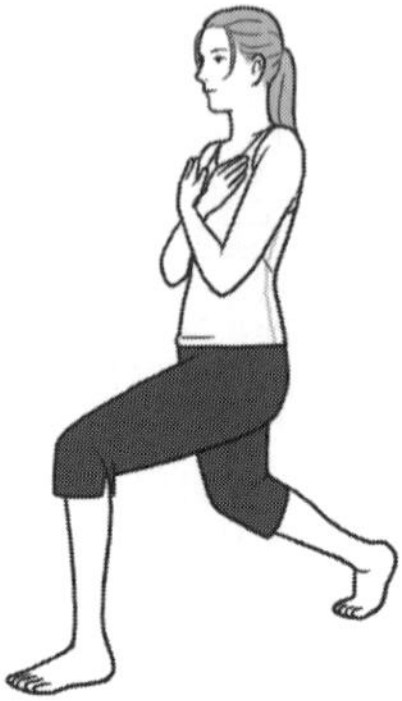

❷ 大きく前に踏み出す（つま先よりも膝が前に出ると、膝関節《しつかんせつ》に負担がかかるので注意する）。
※反対側も同様に。

ヒップリフト

20回 × 2〜3セット

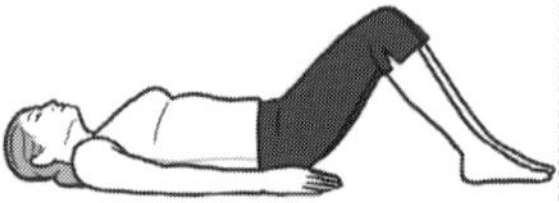

❶ 床にあお向けになり、両膝を骨盤幅に開いて立てる。

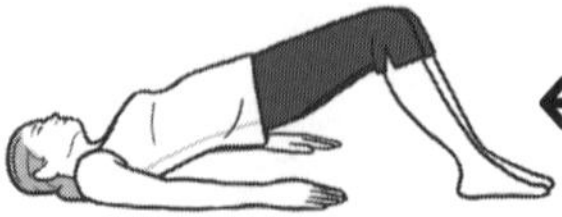

❷ おしりを持ち上げ、膝から肩までが一直線になる状態で3秒キープ。

各筋トレ：20回×2〜3セット

プッシュアップ

最初は10回 → 慣れたら20回 × 2〜3セット

❶ 両手を肩幅より少し広いくらいに開き、うつ伏せになる。膝を床につけて曲げる。

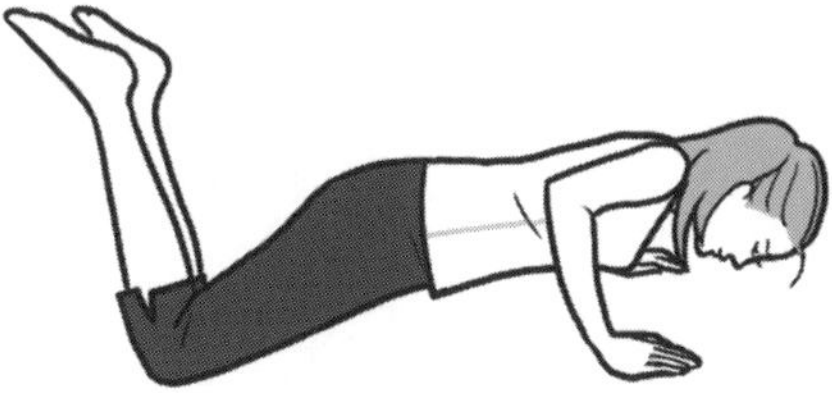

↓

❷ 胸をはって左右の肩甲骨を寄せた状態から、両手で床を押し、からだを持ち上げる。常に頭から膝までが一直線になるように意識して行う。

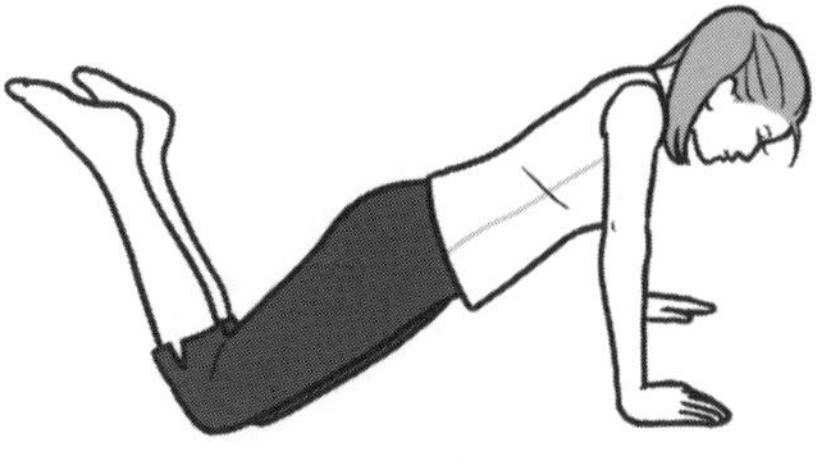

脚のむくみは、筋肉が改善する

血流の滞りが原因のむくみは、筋肉を動かす

脚がむくむ原因はさまざまです。内科的疾患もあるので、症状がひどい場合は医師の診断を受けるようにしてください。

疾患以外でむくみやすい原因として考えられるのは、まず塩分の摂りすぎがあります。むくみやすいという人は、塩分の高い食事をしていないか見直してみましょう。

また、本人は「むくみ」として認識していても、じつは皮下脂肪によってむくんで見えていることもあります。

もう一つの原因は、血流の滞りによるものです。人間のからだには、動脈、静脈、リンパ管という3つの管があります。

血管やリンパ管を介して、必要なものや不要なものを運搬する体内の道路と思っていただければわかりやすいでしょう。これらの管は筋肉のなかにあり、筋肉が動かさ

れることによって、循環が促されます。

全身に血液が循環しているのは心臓のポンプ作用によるのですが、心臓から血液を出すときの圧力は、心臓からもっとも離れている足の先までは届きません。さらに、足の血液が心臓へ戻るには、重力に逆らって滝を登る鯉のようにして逆流しなければなりません。

このように**大きなパワーを使って血液を足先までまんべんなく行き渡らせ、そして心臓に戻すために活躍するのが筋肉です。**とくに下半身は心臓から遠く離れているので、より大きな筋肉のポンプを使って循環させることが求められます。筋肉の収縮、弛緩《しかん》をくりかえすことで血管を圧迫し、心臓に戻る血液をスムーズに押し上げます。こうしたことから「足は第二の心臓」といわれるのです。

この機能がうまくはたらいていないと、血行不良を起こし、むくみやすくなります。冷え性の原因にもなるので、デスクワークが中心の方は、意識的に足の筋肉を動かすクセをつけましょう。

ここでは脚のむくみ改善のエクササイズとして、椅子に座ったままでできるもの、家のなかや電車の待ち時間でもできる簡単なものを紹介します。

むくみ改善

レッグエクステンション

20回×2〜3セット

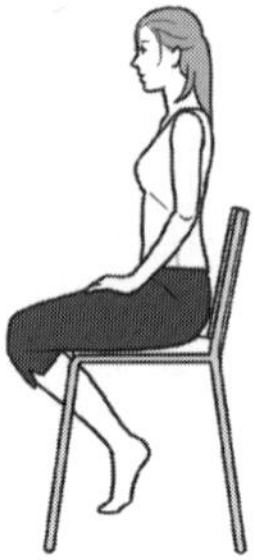

❶ 背もたれを使わず、椅子に腰掛ける。

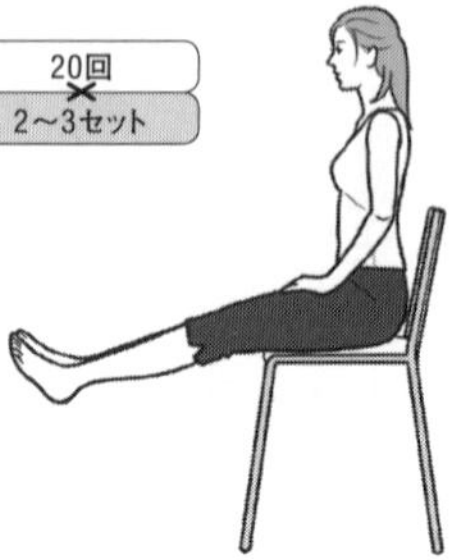

❷ 両脚を骨盤幅に開いたまま膝を伸ばす。ゆっくりと元に戻す。

レッグカール

左右各20回×2〜3セット

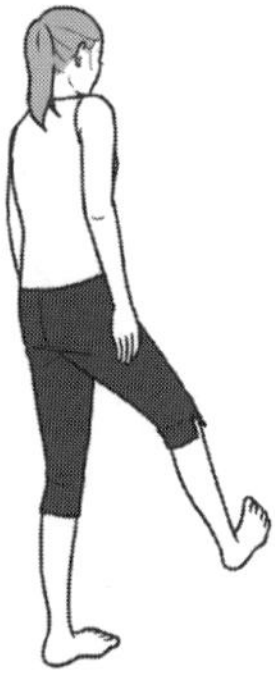

❶ 片脚立ちになり、片脚を前方に投げ出す。バランスがとりづらい場合は何かにつかまってもOK。

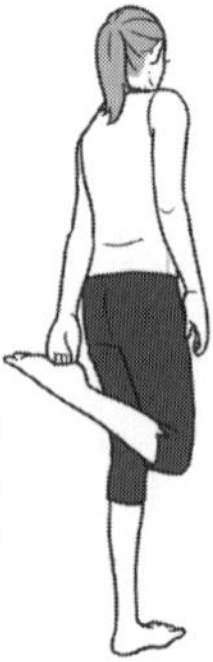

❷ 膝を曲げながら後方に引き寄せ、反対の手でかかとを触るのを目標にする。

5 Exercise ナビ

各筋トレ：20回×2〜3セット

カーフレイズ

左右各20回
×
2〜3セット

❶ 机などにつかまって、片脚立ちになる。かかとを上げられる範囲まで持ち上げる。

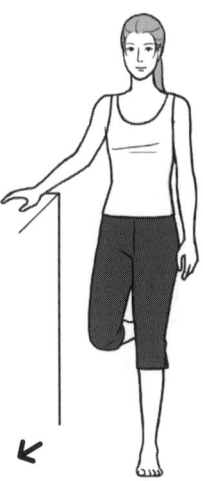

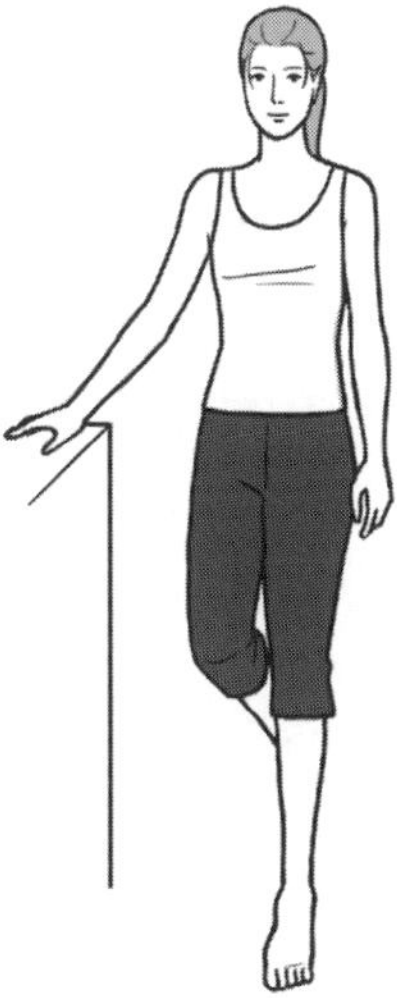

❷ ゆっくりとかかとを下ろし、元に戻す(床に足はつけない)。

筋トレをしても筋肉ができない人の共通点

負荷が低すぎる

本章の冒頭に、「筋肉は普段よりも強い刺激を与えなければ強くならない」ということをお話しししました。これを、トレーニングの現場では「過負荷の原則」といいます。

あなたがなんらかの運動を始め、しばらく時間がたっているのに体脂肪率も変わらなければ筋肉がついてきたという感覚もない、からだが軽くなるといったこともとくに感じられないとしたら、過負荷の原則でいう、負荷が低すぎることが考えられます。

同じ種目で、同じ時間やり続けていても、今以上は筋肉量は増えていきません。運動を始めて筋肉によい変化が起き、自覚できるようになるのは早い人で2カ月、ふつうは3カ月ぐらいかかります。**これで何も変化がないときは、種目や行う回数(頻度)を変えて、負荷を上げるようにしてみてください。**たとえば、腕立て伏せ一つとってみても、手の位置を変えたり、脚の位置を変えるだけでも強度を変えられます。

6 Exercise ナビ

2～3カ月で変化をチェック。

Squat Exercise

腕立て伏せの強度を変える

壁を使う

20回 × 2～3セット

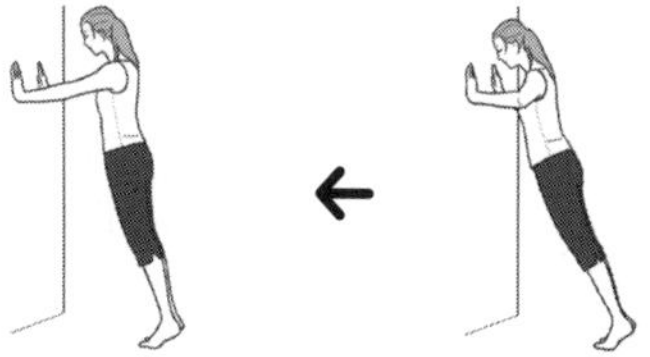

❷ 両肘を伸ばし、元に戻す。つま先と壁の距離を離すと、より強度が上がる。

❶ 壁の前に立つ。つま先立ちになり、両手を壁につけて体重をかける。

テーブルを使う

20回 × 2～3セット

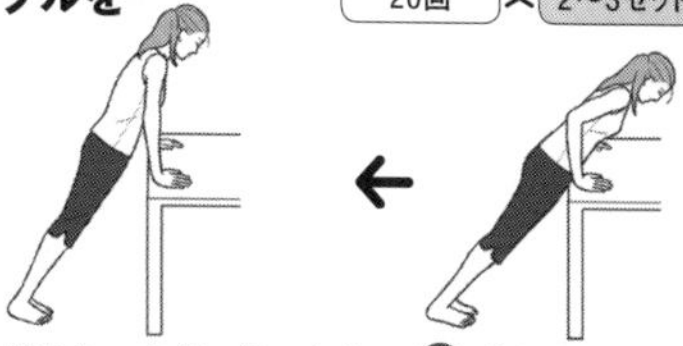

❷ からだはまっすぐに保ったまま両肘を伸ばす。またゆっくりと元に戻す。つま先とテーブルの距離を離すと、より強度が上がる。

❶ 動かない安定しているテーブルに両手をつき、両肘を曲げ体重をかける。

膝立て

最初は10回 → 慣れたら20回 × 2～3セット

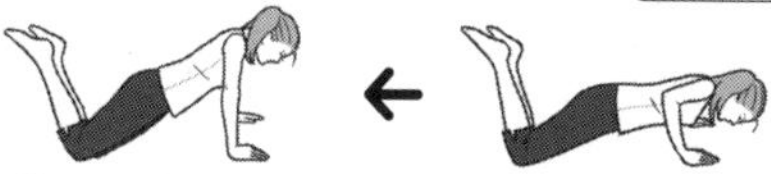

❷ 常に頭から膝までが一直線になるようにして行う。

❶ 膝を床につけて肘を曲げる。胸をはって左右の肩甲骨を寄せた状態から両手で床を押し、からだを持ち上げる。

筋トレは、必ず2~3セットを1クールで

使われていない筋線維をはたらかせる

よく「1セットではだめですか?」と質問を受けます。もしあなたがトップアスリートで、かなりの刺激を1セットのみで与えられるなら、まだ効果はあるかもしれません。しかし、2~3セット行うのには意味があります。

筋トレを行うと、筋線維が損傷されます。一つの筋肉に対して数千本もの筋線維が集まって筋肉ができています。同じ動きの筋トレは、同じ筋線維に対して刺激を与えます。フォームをできるだけ変えないで2セット目を行うと、1セット目で使われた筋線維は損傷されているので使えません。ということは、同じ筋肉内にあるまだ使われていない他の筋線維がはたらき、2セット目を行うことになります。

こうやって一つの筋肉内にある数千本の筋線維のほとんどを損傷させようというのが、2~3セット以上行うことの意味でもあるのです。

2セット目でフォームを変えてしまうと、他の部位の筋肉が使われてしまうので、効果は下がってしまいます。

休まないでさっさとトレーニングを済ませる

では2~3セット行う場合、セット間はどのぐらい休めばいいのでしょうか。

これは前にお話しした乳酸と成長ホルモンが関係します。高い負荷で筋トレを行うと、筋肉のなかに急激に乳酸が一時的に蓄積されます。急激にたくさんの乳酸が筋肉中にたまると、脳が反応して成長ホルモンの分泌が促されます。しかし、**セット間の休みを長くしていると、自然と血行が回復して乳酸が処理されてしまい、その結果成長ホルモンの分泌が促されにくくなります。**

通常、セット間の休み（インターバル）が60~90秒以内で設定されているのはそういう意味があります。テレビCM2~3本分ぐらいで2セット目に入ったほうが、成長ホルモンもたくさん分泌され若返りにつながります。

2〜3カ月以上続けないと効果は実感できない

筋トレを始めた初期の段階では、数日のトレーニングで「あっ！　ちょっと筋肉がついてきたかも」と思うことがあるでしょう。しかし、人間のからだはそんなに簡単に変わりません。

トレーニングを始めた初期の1カ月以内に筋肉がついてきたと感じるようになったのは、実際に筋肉がついてきたからではありません。筋線維は、神経（運動神経）と密接に関係しています。トレーニングを始めると、この神経のはたらきが強化されスムーズに筋線維を伸び縮みさせる命令が下されやすくなります。そのために筋肉がついてきたような感覚になるのです。

そのままトレーニングを続けていると、今度は筋線維の神経のはたらきをよくするだけではまかないきれなくなり、一つひとつの筋線維が太くなっていきます。

このような反応から、1カ月では実質的な効果は上がらず2〜3カ月必要になってくるのです。

では、一生筋トレをやり続けないといけないのでしょうか。

人間のからだは筋が損傷されすぎてしまったときの予備機能として、まだ成長していない筋線維の卵のような細胞（サテライト細胞）が存在します。これが筋トレを行い刺激されることで活性され、まわりの筋線維にくっつき筋の合成を早めてくれます。サテライト細胞は、一度筋線維にくっつくと元の卵には戻りません。

たしかに筋トレをしなくなると休眠状態になりますが、再開して刺激を与え、たんぱく質が供給されればまた目覚めてくれます。私の長年の経験から、その期間は約4年程度とみています。もちろん個人差はありますが、4年程度筋トレを続けた方が病気などで運動ができなくなってしまい、体脂肪が増えてしまっても、筋トレを再開すればすぐ元の状態に戻れるケースが多かったのです。

半年だけ筋トレをがんばった方が同じように復帰されても、なかなか元の状態に戻らないのは、このことも関係しているのかもしれません。

7 Exercise ナビ

筋トレを習慣にすると、からだが記憶する。

からだが柔らかくなるストレッチ、ならないストレッチ

からだが硬いということの問題

日頃から適度に動かしている筋肉は適度な柔軟性が保たれていますが、あまり使わないことで硬くなっていく筋肉もあります。

筋肉のなかにはたくさんの血管が通っていて、筋肉が動かされて伸び縮みすると、そのポンプ作用によって血液が全身に行き渡り、酸素と栄養を運びます。

ところが、動かすことがほとんどないと、ポンプ作用がはたらかず、血流が滞ってしまいます。筋肉の細胞に栄養と酸素を運んでいた血流が悪くなるため、筋肉が衰えたり、硬くなる原因にもなります。

からだの左右や前後で筋肉の柔らかいところと硬いところがあると、からだはアンバランスとなって歪みが生じます。テントを張るときに、四方をロープで張りますが、それぞれの引っ張る力が異なると、どちらかに倒れてしまうのと同じことで、常に引

っ張られる筋肉と縮んでいる筋肉とができてしまい、それが肩こりや腰痛などの痛みの原因となってしまう場合もあります。

また、全身がカチコチに硬い人もいます。これも問題で、からだが柔軟であればどんな大きな動きでもスムーズにいくのですが、そこに制限があるため、**非常に疲れやすくなります。**また、関節の可動域が狭いのに、無理に動かそうとして筋肉や腱《けん》を痛めてしまうこともあります。使いすぎによる障害も起こしやすくなります。

ストレッチをしている人、していない人の違い

ここまでで「筋肉が伸びる」という表現を何度も使ってきました。正確には、この言葉の使い方も間違っています。まるでゴムのように伸び縮みするとイメージしていると思いますが、じつは筋肉が伸びることはありません。

正確には筋肉が元の長さに戻っているだけで、それ以上伸びているのではないのです。また、定期的にストレッチしていると筋線維を構成している細胞の数が増えるので、筋の長さが長くなることによって可動範囲が広がるという意味です。

運動したときや、たくさん筋肉を使ったあとにそのままにしておくと筋肉の長さが

短くなりやすくなります。これは筋肉が運動して運動神経がはたらくと、筋が収縮するためのスイッチが入るからです。運動後はそのスイッチが入ったままの状態になるので、ゆっくりリラックスした状態でストレッチをすることで、このスイッチをオフにしなければなりません。

しかし、そのスイッチが入ったままの状態で放置しておくと、筋細胞の一部がお互いに結合しあい硬くなっていくと考えられています。**日頃のストレッチは重要ですが、筋肉を使ったあとのストレッチはもっと重要なのです。**

毎日、あるいはからだを動かしたあとに必ずストレッチをする習慣がある人と、ない人の違いは、柔軟性の質です。

日常的にストレッチの習慣がない人が、たまたまストレッチをしても、筋肉を覆っている筋膜しか伸びません。入浴後など、からだが温まっていると筋肉が伸びやすいのですが、これは筋膜の柔軟性が上がっている状態で、一時的なものです。持続的に柔軟性が上がるものではありません。

試しにこんなことをやってみてください。まず立って前屈し、指先がどこまでいくかテストしてみましょう。いったん起き上がってもう一度行ってみてください。ほとんどの方が、先ほどよりも少しだけ柔軟性が上がったと思います。また、お風呂に入る前と入った後では後のほうが柔軟性が上がっていると思います。しかし、どちらも次の日になればまた最初の柔軟性に戻ってしまいます。これは、筋膜の柔軟性が一時的に上がったことによるものです。

しかし、これが普段から習慣化され継続的にストレッチをしている人は、筋膜のなかに詰まっている筋線維を構成しているサイコメアという収縮装置の数がどんどん増えていきます。これが筋線維の長さを増し、柔軟性を高めているのです。

たとえば、同じ長さを保つのに、輪ゴムの輪を10本つないだ状態と、6本つないだ状態とでは、どちらに余裕があるかといえば、当然10本ですよね。6本では1本1本が引っ張られてしまい、切れやすくなってしまいます。筋肉の柔軟性も、これと同じことなのです。

仕事の合間に、気がついたら首まわりや肩まわりをほぐしたり、入浴後に5分でもいいから、からだを伸ばす習慣をつけましょう。**習慣化してストレッチを継続して行うようになれば、サイコメアの数が増え、持続的に柔軟性が上がるようになります。**

反動を使わずに、ゆっくり伸ばす

ストレッチには、さまざまな種類があります。みなさんに習慣にしていただきたいのは、筋肉を静かに伸ばしていくスタティック・ストレッチです。

運動をしたあとや、入浴後の筋肉が温まっているときがおすすめです。コツは、反動を使わないこと。

筋肉や腱《けん》のなかにはそれぞれ筋紡錘《きんぼうすい》、腱紡錘《けんぼうすい》といった筋肉の長さを常に感知観察しているセンサーがあります。急激に反動を使って伸ばす、または痛みが出るところまで伸ばすようなことをすると、このセンサーがオンになってしまいます。そして切れることを防ぐために「縮みなさい」という命令が出されるのです。ストレッチをするときは、このセンサーのスイッチを入れないことが最大の注意事項です。

反動をつけずにゆっくり伸ばしたら、心地よいと感じるポイントで20~30秒間静止してください。この間、息は止めずに、ゆっくり呼吸をしましょう。静止する時間は、一応の目安ですが、自分の感覚で筋肉がほぐれたなと感じるまで行うのがいちばんです。

最低3方向に伸ばす

もう一つのポイントは、一つの筋肉に対して最低3方向伸ばすということです。筋肉には、それぞれ大きな幅があります。たとえば、大腿四頭筋は、大腿直筋《だいたいちょくきん》、内側広筋《ないそくこうきん》、外側広筋《がいそくこうきん》、中間広筋《ちゅうかんこうきん》の４つの筋肉で構成されています。これらの筋肉はすべて、筋線維が走っている方向が異なります。

ストレッチの大原則は、「筋線維の方向に沿って筋肉を伸ばすと効率よく柔軟性が向上する」ということ。つまり、**筋線維がいろいろな方向に走っているのに、一方向に伸ばすだけではストレッチの効果はあまり出ないのです。**

これはどの筋肉であっても、人間の複雑な動作を滑らかにできるように、いろいろな筋肉が重なり合ってさまざまな方向へ筋線維が張り巡らされています。ストレッチは、そうした筋肉の特性に合わせてさまざまな方向に筋肉を伸ばすことが大切です。

私はこのストレッチ方法を「3wayストレッチ」と呼んでいます。一つの筋肉に対して、最低でも3方向に筋肉を伸ばすというものです。ここでは、代表例として大腿四頭筋とハムストリングスの「3wayストレッチ」を紹介します。

ハムストリングスの3wayストレッチ

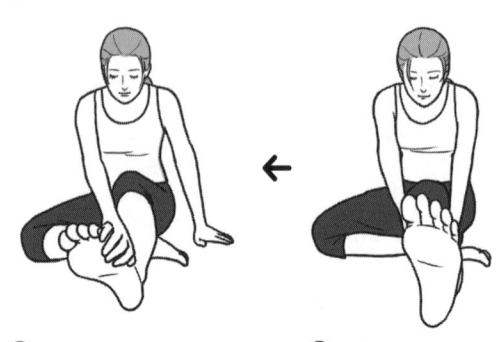

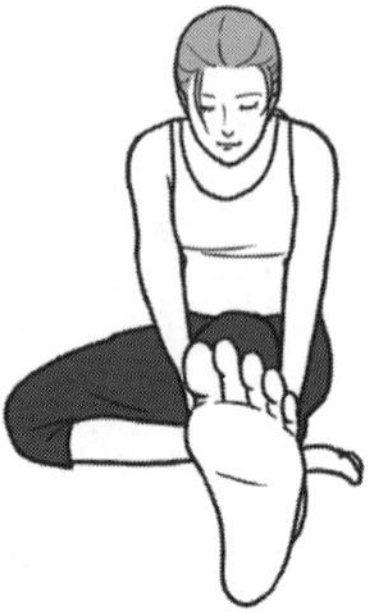

❶ 左脚を前に出し、右脚は左膝の下に入れ少し膝を曲げる。左のつま先をまっすぐ天井に向けたまま、からだを前傾させる。20 ~ 30秒を目安にハムストリングスを伸ばす。

❷ 右手で左足外側をつかみ、つま先を内側に入れひねる。そのままの状態で、上体を前傾させる。20 ~ 30秒を目安にハムストリングスを伸ばす。

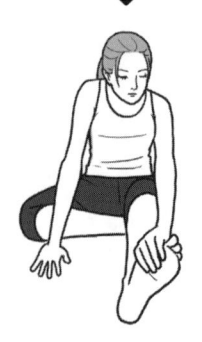

❸ 左手で左足内側をつかみ、つま先を外側にひねる。そのままの状態で、上体を前傾させる。20 ~ 30秒を目安にハムストリングスを伸ばす。

※反対側も同様に。

8 Exercise ナビ

各ストレッチ：20～30秒

大腿四頭筋の3wayストレッチ

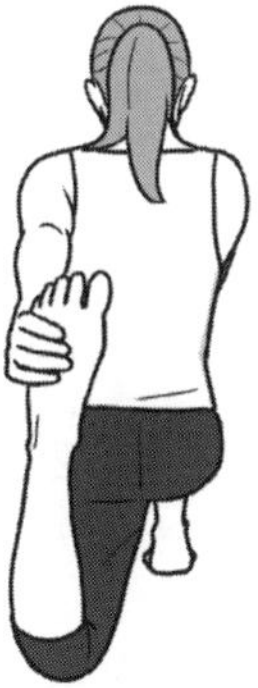

❶ 右膝を立て、左手で左足を持つ。かかとをおしりに近づけるようにする。20 ~ 30秒を目安に伸ばす。

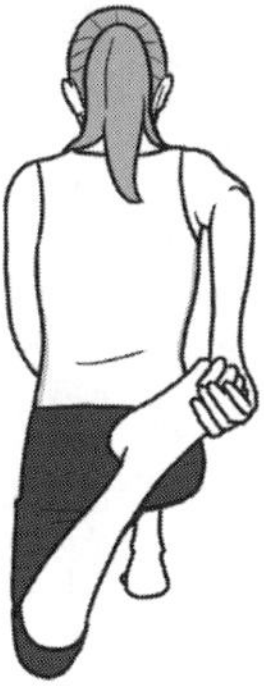

❷ 足を右手に持ち替えて、つま先を内側にひねる。同じくかかとをおしりに近づける。20 ~ 30秒を目安に伸ばす。

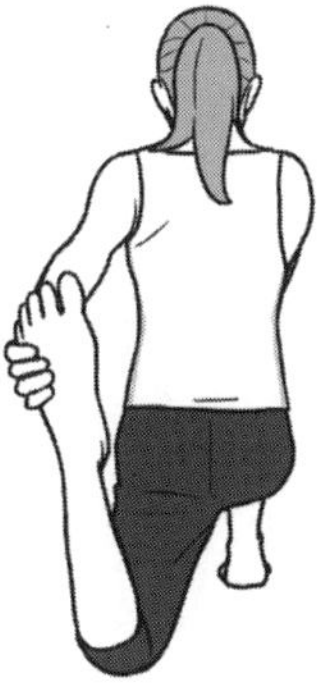

❸ 再度左手に持ち替えて、今度は外側にひねる。同じくかかとをおしりに近づける。20 ~ 30秒を目安に伸ばす。

※反対側も同様に。

※大腿四頭筋の3way ストレッチは、かなり強くストレッチされるポーズのため、膝の痛い方は無理をしないようにしましょう。

走るより消費カロリーが高い歩き方

時速7キロで歩く

「走るよりも歩いたほうが消費カロリーが高い」と聞いたことがないでしょうか。ちょっとした歩き方の工夫で、走るよりも効果的に消費カロリーを上げられます。

「歩く」と「走る」の境目は、時速約８㎞だといわれています。たとえば、ランニングマシン（トレッドミル）で時速５㎞ぐらいの歩くペースから始め、徐々にスピードを上げていきます。するとやがて、もう歩くのは限界、走ったほうが楽だという速さがやってきます。それが、時速約７㎞を超えたぐらいなのです。

ランニング初心者の方に「どれくらいのスピードで走ればいいですか？」と質問されたときに答えるのが、この「時速7～８㎞ペース」です。個人差はありますが、それが人間にとって、いちばん負担なく楽に走れるスピードだからです。

ということは、その一歩手前、時速７㎞程度まではがんばれば歩けるペース。歩こうと思えば歩けるのに走ってしまうと、今度は逆に楽になるので消費カロリーが減ってしまいます。つまり、すべてにおいて「歩く」よりも「走る」ほうが消費カロリーが高いとはいえないのです。あなたが「走るのは苦手」というのであれば、**「歩くのが限界」というペースでキビキビ歩きをしましょう。背筋を伸ばし、大股《おおまた》で、息がはずむぐらいのスピードで。走らなくても、スローランニングと変わらない有酸素運動の効果があり、カロリーもランニングより多く消費できます。**

また、ランニングはどうしても膝関節《しつかんせつ》や股関節《こかんせつ》に負担がかかります。筋力がない人が、いきなり走って関節を痛めてしまうことのないよう、キビキビ歩きから始めるのもいいでしょう。

往復の通勤に1日5～10分、人によっては30分以上歩いている人もいると思います。その時間をトレーニングと考え、キビキビ歩きに切り替えてみませんか。それだけでふつうに歩くよりも、約1・5倍は消費カロリーがアップします。

9 Exercise ナビ

キビキビ歩きで、いつもの1・5倍のカロリー消費。

Body
Life Style
Meal
Exercise
Motivation

骨盤を回してもおなかまわりは痩せない⁉

骨盤回しは、部分痩せではない

ダイエット効果があるとして、骨盤を回すエクササイズをよく目にします。しかし、運動生理学の見地からは、「骨盤を回して痩せる」とか「腰を回して痩せる」という方法に違和感を覚えます。腰を回して動かしたからといって、その部分の脂肪が燃えるわけではありません。おなかまわりを動かすので、おなかの脂肪が落ちるような気がするのでしょうが、たとえベリーダンスのように激しく動かしても、それでウエストが引き締まることはありません。

脂肪は、動かした部分が集中的に燃焼するのではないのです。たくさん動かしたところの脂肪が部分的に落ちるのであれば、しょっちゅう動かしている脚には脂肪がなくなってもいいはずですが、そんなことはありません。

わかりやすく、イメージで説明します。からだを動かすためにはエネルギーが必要です。そのエネルギー源となるのが体脂肪（糖やたんぱく質も含む）で、運動をすると、全身に蓄えられている体脂肪が必要な分だけ糖につくりかえられ、動かしている筋肉のところに血液を介して運ばれていき、分解されます。これが「体脂肪を燃焼させる」基本的なしくみです。ですから、動かしている筋肉のまわりにある体脂肪だけが燃焼しているのではないのです。

このメカニズムに照らして考えると、腰を回すエクササイズ自体は、有酸素運動なので脂肪燃焼につながります。ただ、腰まわりの体脂肪だけが燃焼されるのではなく、全身の脂肪燃焼が行われるなかでウエスト部分の体脂肪も燃焼するということです。

これは、腹筋運動も同じ。腹筋運動でおなかの体脂肪だけが減るわけではありません。腰を回すエクササイズでもウォーキングでも消費カロリーが同じであれば、おなかの体脂肪が減る割合は同じということです。ただし、退屈なウォーキングよりもベリーダンスのほうが続きそう！という方は、このほうが効果が高いといえますね。

10 Exercise ナビ

腰回しもウォーキングも同じ効果のあるダイエット。

Body
Life Style
Meal
Exercise
Motivation

わき腹の脂肪は、エクササイズでは落とせない

部分痩せはほぼ不可能

ちょっと本を読む手を休めて、自分のわき腹をつかんでみてください。たるんだ脂肪の現実にげんなりしてしまった人もいらっしゃるのでは？　できれば消滅させてしまいたいわき腹のぜい肉ですが、腹筋をしたり骨盤を回したりしても、おなかだけが引き締まることはないのと同じように、**わき腹の筋肉を集中的に鍛えてもその部分の脂肪が落ちることはありません。いわゆる部分痩せはあり得ないということです。**

ただ最近の研究で、落としたい皮下脂肪の下の筋肉量が増えると、若干ですがその部分の皮下脂肪が、ほかの部分よりも落ちやすくなるかもしれないといわれるようになってきました。しかし、それもまだ仮説であり、科学的に立証されたわけではありません。

こうしたなかで、雑誌などの監修で「わき腹の脂肪を落とすエクササイズを数種目

あげてください」といった依頼が来ると、毎回悩みます。

本来であれば、大きな筋肉を鍛えてからだ全体の筋肉量を増やし、基礎代謝量を上げ、有酸素運動をすることが脂肪燃焼のゴールデンルールなので、「スクワット、プッシュアップ（腕立て伏せ）、ヒップリフト（臀部《でんぶ》の筋トレ）などを行ったあと、ランニングなどの有酸素運動をする」というようなエクササイズになります。

しかし、それでは「わき腹なのにどうしてスクワット？」と思わせてしまいますし、依頼者からは「それでは絵になりません」といわれてしまいます。結局、わき腹の筋肉を鍛えるエクササイズを紹介することになってしまうのです。たしかに皮下脂肪がある程度少ない方であれば、さらに筋肉をつけることでおなかまわりを引き締めることになるのでウソではないのですが、皮下脂肪の厚い方がわき腹の鍛える腹筋運動だけを行っても、ほとんど見た目の効果は期待できないでしょう。

なぜこのようなことをお話しするかというと、雑誌やテレビなどで、部分痩せの特集をご覧になったときに、私の話を思い出していただきたいと思ったからです。

ピンポイントで痩せたい部位の筋肉をつければ、その下の皮下脂肪は若干落ちるかもしれない。でも、部分痩せというのは基本的に不可能で、あくまでも全身の脂肪燃焼のなかで落としていくしかないのだ、ということ。この原則を頭の隅に置いて、ダイエット本や雑誌の特集を見るだけでも間違った情報に流されずに済むと思います。

その証拠に、私たちトレーニングの専門家はクライアントさんから「わき腹を集中的にシェイプアップしたい」というオーダーを受けたときには、先ほど述べた、筋トレ＋有酸素運動をベースにしたトレーニングメニューを組みます。決して、わき腹を鍛えるだけのプログラムは出しません。

当然ですが、おなかにラップを巻いて走ったり、塩でもんだり、半身浴で汗を出したりしても、効果的にその部分の皮下脂肪が落ちることはありません。

筋トレ＋有酸素運動＋摂取カロリーの制限

では、わき腹の脂肪を落とすにはどうしたらいいかということですが、効果的に脂肪が燃焼するメソッド、つまり、**大きな筋群の筋トレをしたあとで有酸素運動を行うことに加えて、摂取カロリーをコントロールすることの3本柱以外にありません。**

ただ、わき腹の脂肪は皮下脂肪ですから、減ってきたのを実感できるのにある程度の期間がかかります。これは有酸素運動で先に燃焼されるのは内臓脂肪なので、それがあるある程度減ったあとで、徐々に皮下脂肪が減ってくるからなのです。コツコツと有酸素運動をしながら、消費カロリーが摂取カロリーを上回るようにしましょう。

「脂肪が落ちにくくなった」「どんなにがんばってもおなかまわりだけは落ちない」といった声を、30〜40代の方からたびたび聞きます。

「落ちにくくなった」のは、ひとえに何十年とからだを動かさなかった運動不足が原因です。筋肉量が落ち、衰えてきた期間が長ければ長いほど、そのブランクを取り戻すのに時間がかかります。だから、「運動を始めたのに、ちっとも脂肪が落ちない。やっぱり年のせいか」と思ってしまう。でも、それは年齢のせいではなく、活動的だった若い頃に比べて、運動量が格段に落ちているせいなのです。

少し時間はかかるかもしれませんが、筋肉量を取り戻すための筋トレと有酸素運動を続けましょう。といわれても……と思った方は、階段を使う、できるだけ歩く、子どもと遊びながらスクワットをするなど、できることから始めてみてください。

11 Exercise ナビ

〝ゆる筋トレ〟で筋肉量を取り戻すことが近道。

Column 4

ストレスフリーなライフスタイルをつくる

ストレスの元となる刺激のことを「ストレッサー」といいますが、これは心理的な刺激だけでなく、光や音などの物理的なものや、薬やアルコールなどの化学物質、花粉症や感染などの生物的な刺激もすべてストレッサーです。

こうして考えると、私たちの生活にストレッサーはつきもので、まったくない環境というのはあり得ません。ただ、これらをどう感じるかは人によって異なります。たとえば、カフェで流れる音楽が心地よいと感じる人もいれば、不快に感じる人もいます。なかには、無音でないと集中できない、と感じる人もいます。

受け止め方の違いが大きく左右する

ポイントは、そのストレッサーが通常のレベルなのか、過剰なのかということの違いです。

このことは、何度か述べているエスカレーターを使わずに階段を使うことや、電車内で立つこと、運動することなどにもいえます。こうした行動をストレスに感じる人は、運動をしたり、立ったりすることが「過剰」だと受け止めるからいやになってしまいます。

でも、自分の受け取り方が、「階段を使えば足腰が強くなる」「電車で立っていれば筋トレになる」というように、ポジティブに切り替えたら、過剰なストレスではなくなるはずです。

これまでからだを動かすことを過剰なストレスと感じていた人が、ポジティブにとらえられるようになると、運動にとってもっとも重要な「継続」につながります。

人間はどんなに必要性を感じても、いやだと思っていたら続きません。積極的にやりたいと思えること、楽しいと感じられることではじめて、次もやろう、続けようと思えるのです。

part 5

Motivation

「モチベーション」
——〝ゆる筋トレ〟とストレッチの続け方

三日坊主でも、10回続けると1カ月運動したのと同じ

続かないのが当たり前

このパートでは、運動が続けられる秘訣を紹介します。

一度決意して実行に移したことを、目的が完遂するまでずっとやり続けられる人はごくまれで、たいてい途中で挫折してやめてしまったり、中断してまた再開したりするものです。人間は高等な知能を持った動物ですから、高等になればなるほど飽きやすくなる可能性があります。一度体験した経験や達成感は、最初に受けたときにはエキサイト（興奮）しますが、それが何度も続くともっとエキサイトしたものでないと満足できなくなります。それが見つけられない、体感できないと行動をやめてしまうのです。これは人間であれば、誰でも起こる反応です。

運動習慣をつけようと始めたランニング。最初はワクワクし、今まで感じたことのない感覚でエキサイトしますが、だんだん慣れてくると、仕事が忙しかったり、天候

不良などの理由から、走る回数が減って、いつのまにか走らなくなってしまう。タバコをやめよう！と固く決意したのに、お酒を飲んだ席で我慢できずに吸ってしまったら、もとに戻ってしまった……。こうした経験は誰にでもあるでしょう。

人は一度やり始めたことが続かずに、1年以内に約8割がもとの習慣に逆戻りしてしまうといわれています。これを心理学では「逆戻りの原理」といいます。

イチロー選手でさえ、「今日はトレーニングをサボろうか」と思う瞬間があるといいます。実際にサボるかサボらないかは別にして、人間には「サボりたい」という欲求がインプットされているのか、と思うくらい、永遠に何かをやり続けることはできないのです。しかし、「昨日はサボったけど今日はできた」というように、サボっては実行し、またサボっては実行しをくりかえすことはできます。

重要なのは、ここでどう思うかです。**「簡単に挫折してしまった自分はなんて情けないんだろう」「自分は何をやっても続かない」「ああ、またできなかった」と、失敗体験として認識してしまうのがいちばんよくありません。**

サボっても、またやってみればいいのです。それでもまたサボってしまうときが来るでしょう。そこでがっかりする必要はなく、続かないのが当たり前、と思ってしまったほうがいいのです。「続かない」「サボってしまう」ことを前提に考えれば、〝失敗のスタンプ〟を自分に押すことがなくなります。何度もくじけて、失敗スタンプを自分にたくさん押してしまうと、「これならできる。これからも続けられる」という自己効力感が低下してしまい、やる気を減退させてしまいます。失敗体験と思わなければ、自己効力感も保たれていて、落ち込まずに済むので、「またやってみよう」と意欲的になれるのです。

逆戻りの原理を逆手にとる

「サボる↓やってみる↓サボる↓またやってみる」をくりかえし、何度もトライしていれば、たとえ三日坊主でも10回くりかえせば、1カ月続いたことになります。たとえば、「続かない」と思っていた自分が、運動を1カ月続けられたと思うと感動しませんか？　消費カロリーも当然、1カ月運動した分と同じだけ消費できているのです。

三日坊主で終わってしまったことを、ダメな人間だなどと思わずに、三日坊主だけど何度もくりかえして、合計したら1カ月にもなった。またサボっちゃうかもしれないけど、もう1回やってみよう。そう思えるようになるといいですね。

続かないのは、あなたの意志が弱いからではありません。これまでの人生でまったく運動しなかった習慣を変えるには、とても大きなエネルギーが必要なのです。

失敗に弱い人、強い人の違い

失敗したときに、落ち込んでなかなか立ち直れない人と、失敗は失敗として受け止め、次にまたがんばろう、きっとできるはずと、ポジティブにとらえられる人がいます。

その違いは、**「自分にはできるだろう」という見込み感、自己効力感があるかどうかです。** 失敗をネガティブにしかとらえられない人は、過去に成功体験が少なく、失敗のスタンプが自分の記憶にたくさん押されている人。反対に、失敗を次に活かそうと前向きに考えられる人は、自分の記憶に数々の成功スタンプが押されている人。自分はこれまでうまく切り抜けてきたのだから、今回もうまくいくに違いないと思えるのです。

1 Moti-vation ナビ

忘れたら、また思い出したときにしばらく続けてみる。

目標を立てるときは、成功体験にこだわる

理想の自分になるまでのタスクを細かく設定

自己効力感の高い人と低い人では、物事を行ったときの継続力が異なります。自己効力感の高い人は、失敗してもまた続けようと思えるので、挫折しながらも何度もチャレンジできる傾向にあります。反対に、自己効力感の低い人は、一度挫折するとなかなかもう一度やってみようという意欲がわかず、挫折して終わってしまうケースが多く見られます。

40歳前後になって、自分のからだの衰えを実感して、健康と体力維持のために運動を始める人は非常に多いのですが、自己効力感の高い・低いで、継続できる人、挫折してしまう人に二分されてしまいがちです。

どうしたら自己効力感を高めることができるのか、私が実際にクライアントさんに提案している方法の一部を紹介します。

ポイントは、目標設定の仕方です。たとえば、「1カ月で3kg痩せる」という目標を立てたとします。仮にこの目標をクリアできなかった場合、自分のなかに一つも成功スタンプを押せないまま、失敗スタンプが一つ加算されるだけになってしまいます。これは、明らかに目標設定の仕方が間違っています。自己効力感が高まりません。

成功スタンプをたくさん集めるには、目標設定をより細分化します。「1カ月で3kg痩せたい」という目標はそのまま置いておき、その間の細かい目標を立てるのです。

たとえば、「月曜日は食事の摂取カロリーを制限する」「火曜日は3km走る」「水曜日はスクワットを30回やる」というように、細分化した目標を決めます。

実際に、月曜日に食事制限ができたら、成功スタンプを一つ押すことができます。火曜日に3km走れたら、成功スタンプ2つめを押します。すると、水曜日に疲れてスクワットができなかったとしても、成功スタンプが2つたまっているので、大きく落ち込むこともありません。

このように、1カ月先のゴールに向かって、小さな目標をたくさん設定しておき、それがクリアできたらどんどん成功スタンプがたまっていきます。これが、自己効力感を高める効果的なやり方の一つです。

Body
Life Style
Meal
Exercise
Motivation

細かいタスクをクリアできると、自信が持てる！

目標設定が明らかに高すぎるのは問題です。たとえば、仕事のキャリアアップを考えるとき、「私は1年後部長になりたい」という目標を持ったとします。

しかし、この目標だけでは、実現するために何をいつまでにどれだけやらなければいけないかがわからず、まったく行動を起こせません。

重要なことは、部長になるためには何が必要かを書き出し、**一つひとつをいつまでに、どこまでクリアしていけばいいかを明確にすることです。**今期はどういう営業成績を上げたらいいか、どんな自己啓発をすればいいか、どんな提案を会社に出せばいいかなど、細かく箇条書きにしてみる。そして、それらのタスクを、一つひとつクリアしていき、成功スタンプをたくさん集めることができれば、「部長になる」という漠然とした目標がリアルなものに思え、「自分にはできるかもしれない」という自己効力感が高まってくるでしょう。

この方法は、スポーツ心理学に基づくもので、私もトップアスリートのクライアントさんに応用し実際に使っています。

彼らは、オリンピックのような世界のトップを競う大舞台で戦わなければならない場面があります。それはとてつもなく大きなプレッシャーを選手に与えるもので、ここから逃げ出したいと思う選手もいます。そうした巨大なプレッシャーを跳ね返すためにも、自己効力感は非常に重要で、「自分は勝てる、自分はできる」と強い自信があるかないかで、勝負が決まってしまうことがままあるのです。

こうした極限の場面に立たされた選手にとって大事なのは、勝てるか勝てないかということよりも、この大会までに自分がどれだけの厳しいトレーニングを積んできたか、それを乗り越えてきたかという成功体験の数が重要なのです。トップクラスの選手たちは皆、「自分はここまでやってこれた。だから勝てるはずだ」という自信がほしいと口をそろえていいます。その強靱《きょうじん》なメンタルタフネスが、勝負を分けることになるのですから当然でしょう。

私はトレーナーとして、選手たちがここ一番の勝負どころで、「自分は必ずできる。勝てる」と自分を信じられるものを持ってほしいと考えています。

だから、大会前のトレーニングメニューを組むときには、たとえば1カ月、ハードなさまざまなトレーニングメニューを細かくセッティングし、それらをすべて箇条書きにして見せます。そうしたうえで「こんなに厳しいメニューがたくさんあるけれど、これから1カ月、これを一つひとつクリアし全部こなそう」と言って、トレーニングを始めます。それをクリアすればするほど成功体験のスタンプは多くなり、より自己効力感が高まるのです。

そして大会を迎えたとき、本人が「あれだけのハードな練習メニューをこなしたのだから、自分はきっとやれるに違いない」と確信できるのです。

成功スタンプを集めよう

一般の方の自己効力感を高める方法も、トップアスリートのそれとなんら変わりません。大きな目標の手前に、段階的な目標を設定し、それを一つずつ塗りつぶしていく。成功スタンプをたくさん集める。これが、物事を成功に導く秘訣なのです。

あなたが今、この本を手にしているということは、すでに目標に向かって一歩を踏み出したも同然です。もしかしたら、「自分のからだをなんとかしたい」という漠然とした思いで、この本を手にされたかもしれません。最初の動機はそれでもいいのです。「なんとかする」ための具体的な対策として、「本で何をすればいいか学ぶ」という行動に移せたのですから、成功スタンプを一つ自分にプレゼントしてください。

次は、本書に書かれているいちばん入りやすい行動として、「移動は階段を極力使う」をやってみてください。明日の1日、それができたらまた成功スタンプ一つを追加です。それが習慣になってきたら、「電車のなかでは立つ」「つり革につかまらずに立つ」などに挑戦してみてください。それができた日には、成功スタンプをまた一つずつ足しましょう。

小さな変化のように見えるかもしれませんが、こうした蓄積が大きな変化を生みます。できたりできなかったりしながらも1年が過ぎた頃には、確実にあなたのからだに筋肉がついているはずですし、基礎代謝も上がり、今よりも若々しい、太りにくいからだになっているはずです。

2つめの成功スタンプを集めにいきましょう。

2 Motivation ナビ

成功スタンプを毎日押していく。

性格別・運動を続けるコツ

自分のキャラに合わせたアプローチ

運動を続けられる方法にはいくつかのアプローチがあり、その人の性格によって変わってきます。私たちも自分のクライアントさんを見ていて、この人はこういう性格だから、こういうふうにアドバイスをしよう、と決めていることがあります。

私は健康心理士の資格も持っているので、相手の性格を判断する材料として、交流分析で使われるエゴグラムの人格構造の類型を参考にしています。心療内科や臨床心理の世界では、よく使われています。

これは、人間は誰でも心のなかに5つのキャラクター（自我）を持っていて、人によってそのキャラクターに強弱のバランスがあるといわれています。

202ページにエゴグラムテストの簡易版を掲載しましたので、まずは自分がどのタイプが強いか、チェックしてみてください。

合計点数がいちばん高いものが、あなたの持っているキャラクターを強く示しています。人の性格は一つだけ高いというものはほとんどなく、高いものがいくつかと低いもので性格が構成されています。

ここではわかりやすく理解するために、もっとも高いところだけを見ていきましょう。一つずつ、どういうタイプで、どんなアプローチをすれば運動が楽しく続けられるかアドバイスしていきます。

自由奔放な子どものようなＦＣタイプ

「ＦＣ（Free Child）」タイプは、自由奔放な子どもを表しています。ＦＣが強く出ている人は、「すごい！」「きゃー」「楽しい！」「嬉しい！」といった形容詞をよく使い、感情表現が豊かで、よく笑います。ユーモアがあり、その場を明るくすることが得意なタイプです。素直に人に甘えたり、屈託のない関係をつくるのが上手です。また、自己表現が非常に豊かです。

ＦＣが強く出ているクライアントさんで、たとえば彼女がランニングをしているときに、「走ることが楽しくなくて続かない。どうやって気持ちを上げればいいのですか?」という質問を受けたとします。

FCタイプの人には、論理的にアドバイスしても響きません。**ワクワクすること、感覚的に楽しいと思えることを言ってあげると続けられるのです。**

また、FCタイプは妄想することが得意でもあるので、たとえば自分がオリンピックの選手になったような感覚で走ってみたり、街路の人たちが自分のことを応援してくれているイメージをしたりすると、楽しい気分で走り続けることができます。

最新のファッションを着こなして走るのも、ワクワク感が高まって効果的です。

母親的な感情を持ったNPタイプ

NP(Nurturing Parent)は、母親のような感情を持った性格を指します。「~してあげたい」という気持ちの強い人で、自分よりも人のためにがんばれるタイプです。

背中をさすったり、手を差し伸べたりする動作が自然にでき、周囲への気配りが十分にできる人です。話を聞くのも上手で、ゆっくりと相手の話に耳を傾けます。

NPが強く出ている人には、「あの人のためにがんばる」「あなたのためならがんばれる」と思える対象を見つけると、やり続けることができます。

最近はランニング募金のようなものが増えています。〝○km走ったら、いくら募金できます〟というようなシステムで、日本国内はもちろん、世界で困っている人たちを支援することもできます。「自分が走ることで誰かのためになるのなら」と思うと、がぜんやる気になれるのがNPタイプの人なのです。

もし、あなたの〝からだの目標〟がなかなか続かないとしたら、自分のためだけにやっているからかもしれません。そこに**「誰かのためにがんばる」というものを加えてあげると、モチベーションがグンと上がり、続けられるようになるかもしれません。**

自分の子どもが受験勉強でがんばっているから、自分もいっしょに子どもを応援する気持ちで走ろう、というのも「誰かのため」になります。

論理的な「大人」の感情が強いAタイプ

A（Adult）とは、アダルトですから、大人の要素が強い人のことで、論理的に物事を考えられるタイプ。「誰が？」「なぜ？」「どうやって？」ということをよく口にし、行動では、論理的、能率的に思考し、計算しています。感情的に発言することはほとんどなく、常に落ち着いた態度で、相手の目を見て冷静に注意深く言葉を選んで話します。

こういうタイプは、**目標設定をしっかり定めることが有効で、最低でも3つ以上、目標設定をするといいでしょう。**

なぜかというと、Aの性格が強いと自分で考えたように物事が運ばなくなったとき、一気にやる気を失ってしまうのです。綿密に計算し、物事を順序立てて考えられる人は、それが何か一つできなくなってしまった時点でいやになってしまいがちです。

したがって、そのプランが途中で挫折してしまったら、次のプランに乗り換えるという目標を複数用意しておくことが大切。たとえば、フルマラソンで4時間を切りたいという目標を持っていたとします。すると、逆算して、1kmを何キロペースで走ればいいか、10km地点を何分で通過すればいいかといったことを頭のなかで計算します。

人生も同様なのですが、こうして自分で立てた計画どおりにいかないと、Aが高い人はいやになってしまいます。目標が一つだけだと続かないので、3パターン用意しておくといいでしょう。一つめは、これを達成できたらものすごく嬉しいというハードルの高いもの。「フルマラソンで4時間を切る」。まずはここから始めます。途中でこれが無理だと思ったら、2つめにスイッチする。それは、ハードルは高めだが過去にできた経験のあるようなもの。たとえば、フルマラソンでいえば4時間10分。これも難しくて達成できないと、失敗体験が増えてしまうので、最後に必ず達成できるであろう3つめの目標を用意しておくのです。適切な目標設定が成功の鍵になります。

強い責任感の持ち主CPタイプ

CP（Critical Parent）が高い人は、父親的な感情が強い人で、頑固オヤジのような厳しさ、強い責任感の持ち主です。「〜すべきである」「〜しなければならない」ということをよく口にし、自分にも相手にも非常に厳しいタイプといえます。

このようなタイプは、非常に高い目標を設定しがちなため、途中で挫折して失敗体験を増やしてしまう危険性があります。たとえば、フルマラソンで4時間を切ったこともないのに、3時間30分を切ることを目標にしてしまう。これは、プライドの高さや、他人に負けたくないという意識が強いからです。

それで無理なレベルをがむしゃらにがんばりすぎて、オーバートレーニングとなりケガをしてしまうこともあります。その結果、本番で故障し出場できない、あるいは途中で挫折して、敗北感を味わってしまうことになる場合もあります。

4時間でも十分に達成感のある目標なのに、3時間30分と設定してしまったことにより、たとえ3時間55分であっても失敗体験として認識してしまうのです。

これは人生においても同じことで、目標が高すぎて達成できなかった挫折感ばかりが自分のなかにあると、自己効力感が持てずに、新しいことに挑戦する意欲がわいてきません。

自分が、CPが高いことがわかったら、目標を高く設定してしまいがちだという傾向を認識し、**本当は10のレベルの目標を立てたいのだが、7に抑えておこう。7を達成できたら8、9と上げていって、10をめざそうというように、最初のハードルを下げることをおすすめします。**

よい子にみられるACタイプ

AC（Adapted Child）が高い人は、他者に依存する傾向が強く、よい子にみられたいという性格を持ち合わせています。自分が他人からどう思われているかを非常に意識するところがあり、「～していいですか？」「これでよいですか？」といった言葉が多く、他人の顔色を常にうかがいながら行動しています。

また、自分で考えて行動するよりも、誰かに「これをやりなさい」「君はこうしたほうがいい」などと命令・アドバイスを受けたほうが、行動に移しやすいところがあります。

したがって、ACが強い人は、**運動をするときには誰かといっしょに始めるといいでしょう。親しい仲間、パートナーなどといっしょに行動を起こすと続けやすいのです。**しかし、常に誰かといっしょにできるとは限りません。そんなときは、ブログやフェイスブック、ツイッターなどで探してみてください。その人たちと情報を交換したり、体重や食生活などのブログを公開してみるのもよいでしょう。

同じ目標に向かって走っている誰かがもし挫折しそうになっていたら、声をかけてあげてください。もし自分が同じ状況になったとききっと励ましてもらえるでしょう。そうした仲間意識、連帯感を持つことで、ACタイプは最後までがんばれるのです。

3 Moti-vation ナビ

自分の特徴がわかると、続けやすい。

・交流分析法（エゴグラムテスト）

答えを下のなかから選んで、数字（3、2、1、0）で
あいている欄へ記入してください。
あまり深く考えないで、気軽にやってください。

はい	いいえ
3…いつも、2…しばしば、1…ときどき	0…めったにない

01 動作がキビキビしていて、能率的である
02 あけっぴろげで自由である
03 相手を見下す
04 周囲の人にうまく合わせていく
05 伝統を大切にする
06 相手の長所によく気がつき、ほめてやる
07 相手の話には共感する
08 現実をよくみて判断する
09 感情をすぐに顔に表す
10 物事に批判的である
11 遠慮深く、消極的である
12 思いやりの気持ちが強い
13 いやなことは理屈をつけて後回しにする
14 責任感を大切にする
15 まっすぐな姿勢で相手の顔を見ながら話す
16 不平不満がある
17 人の世話をよくする
18 相手の顔色をうかがう
19 「なぜ」「どのように」という言い方をする
20 道徳的である
21 物事の判断が正確である
22 「わあ」「へえ」などと驚きを表す
23 相手の失敗や欠点に厳しい

24	料理、洗濯、そうじなどを積極的にする					
25	思っていることを口に出せないたちである					
26	上手に言いわけをする					
27	「〜するべきだ」というような言い方をする					
28	じっとおとなしくしているのが苦手である					
29	規則を厳しく守る					
30	割合人扱いがうまい					
31	相手に喜んでもらえるように努力する					
32	言いたいことを遠慮なく言う					
33	いろいろな情報(事情)を集めてよく考える					
34	わがままである					
35	「すみません」「ごめんなさい」を言う					
36	自分の感情を交えないで判断する					
37	好奇心が強い					
38	まわりを気にしない					
39	理想を求めていく					
40	実行する前にしっかり計画を立てる					
41	会話では感情的にならない					
42	困っている人を見たら、慰めてやる					
43	奉仕活動では人の先になって働く					
44	意見をはっきり主張する					
45	理屈よりも直感で決める					
46	融通がきく					
47	ほしいものはあくまでもほしがる					
48	相手の失敗を素直に許してやる					
49	誰とでもよく話す					
50	頼まれたらいやと言えない					
		CP	NP	A	FC	AC
	月　日　合計→					

● 交流分析法（エゴグラムテスト）

A （大人）	FC （自由な子ども）	AC （順応した子ども）
誰が？／なぜ？／どうやって？／～と思う／いつのことですか？／私の意見では～	ウォー、キャー／好きだ／嫌いだ／～がほしい／お願い！／～をしたい／嬉しい！	～してもいいでしょうか／できません／だめなんです／もういい／どうせ私なんか／ちっともわかってくれない
姿勢がよい／能率的／論理的／落ち着いた態度／計算している／言葉を選んでいる	自由な感情表現／よく笑う／ふざける／明るいユーモア／自発的／活発／のびのびした態度／ときに空想的	遠慮がち／いわゆるいい子／気を遣う／ときに攻撃的／反抗的になる／過剰な適応／引きこもる
対等な話し合い／相手の目を見て冷静に話す／必要な場合、互いに沈黙して考えをまとめる／相互の情報を収集する	素直に甘える／いっしょに楽しんでいる／相手に遠慮せずにものを頼む／くったくのない関係	相手の顔色をうかがう／真意を述べずに相手に合わせる／相手の同情を誘う／すねる／ひがむ／恨む
両親ともほとんど感情的になったことはありません／母は教師で理性的でした／百科事典を読むのが趣味でした	母も私も歌うのが好きで…／父はほしい物があると、どうしても手に入れる人でしたから私も…／父には無邪気なところがありまして	長女としていつも我慢を強いられてきました／反抗などしたことのないいい子でした／いつも親の顔色を見て育ちました

	CP（批判的な親）	NP（養育的な親）
言語的診断	～すべきである／～する義務がある／～してはいけない／当然でしょう／ダメねぇ	～してあげよう／よくできたよ／かわいそうに／あなたの気持ちわかるわ／がんばりましょう／まかせておきなさい
行動的診断	拳で机をたたく／人を鼻であしらう／相手を遮って自分の言葉を挟む／押しつけ口調で話す／額にシワを寄せた厳しい顔つき	背中をさする／手を差し伸べる／気配りが行き届く／抱いてあげる／握手で相手を迎える／愛撫する
社会的診断	相手の挨拶に応えない／意見を異にする人を排除する／ことさら、相手のミスを指摘する／特別扱いを要求する	相手の世話をやく／ゆっくり相手の話に耳を傾ける／泣く相手にティッシュを差し出す
生活史的診断	私の几帳面さは父から受け継いだものです／これは父がよくよく使っていた言葉です／これは私の家のやり方で変えるつもりはありません	頼まれたら断れないのが私のたちなんです／私のこんなところは、母とよく似ています／そんな冷たい態度は、私にはとてもとれません

2パターン主義で継続力をつくる

レベルに高低をつけて、自分で選べるようにする

ランニングでも筋トレでも摂取カロリーのコントロールでも、からだづくり全般に対していえることですが、必ず2パターンの進め方をつくっておくことが重要です。

ランニングやウォーキングでいえば、少しハードルの高いものと、低いものを2コース用意しておきます。家から走るランナーは、自分のランニングコースを持っているものです。そのときに5kmコースと2kmコースの2つを持っておくと便利です。5kmコースしか持っていないと、完走に30分はかかるので、「今日は忙しいから走るのはやめておこう」となりがちです。そんなときに、12〜13分で気軽に走れる2kmコースがあれば、「サッと走ってこよう」と軽やかに行動に移せるものです。

5kmしかなく、今日はやめておこうという日が続くと、見えない失敗体験が積み重なって自己効力感が低くなり、いつか「自分はできない」という否定的な思いになっ

て、せっかく始めても挫折してしまいかねません。

筋トレの場合も同様に、種目数の多いコースと、少ないコースと2つ用意しておきましょう。種目数が多いほうは20分、少ないほうは10分として選べるようにしておきます。ダンスなどを習われている方もいらっしゃると思います。クラスを選択するときに1週間で2時間の教室を2コマ取るよりも、1コマは1時間の短いコース。もう一つは2時間の長めのクラス、という方法もあります。

摂取カロリーのコントロール方法としては、ごはんの量を茶碗七分目にして、おかずの量も8割にするというコースと、ごはんの量はそのままでおかずを減らすコースと2パターン用意します。おなかがすいているときは後者を、減量してもだいじょうぶなときは前者を選ぶようにすると、失敗体験にならず無理なくできるでしょう。

このように、**常にレベルの高いものと低いものを用意しておき、そのときどきの自分のコンディションによって選ぶようにすると、継続につながります。**

4 Moti-vation ナビ

〝レベル低〟が続いてもOK。

Epilogue

「からだの節目」の年代を、若々しく健康的に走ろう

私はこの世界に飛び込んで、20年以上になります。過去にたくさんのクライアントさんを見てきました。そんななかでみなさんに共通しているのは、10年前と比べて「別人」になっているということ。

「10年前は腕立て伏せが1回もできなかったのに、20回2セットできるようになった！」

「10年前、いや今まで10㎞なんて走れなかった。でも今は朝飯前よ！」

そんな40代、50代の方が、私のまわりにたくさんいます。10年前に若返ったというよりも、別人に生まれ変わったと、ご本人は思っていらっしゃいます。

これが運動のすばらしさの一つでもあります。この書籍は、主に40代以降の女性の方に向けて書かせていただきました。私もみなさんと同じ40代。現在41歳です。

2011年で40歳になったときに、人生にとってとても大きな節目の年だと実感しました。

人生80年としたら、マラソンでいうちょうど折り返し地点。ここまで走ってこられたことを自分でも褒めてあげたいです。振り返ると、険しい道も楽しい道もあったとしみじみ思います。そのたどってきた道を横目で見ながら、残りのハーフを現在爆走中です。

あなたは、「からだの節目」でもある、これからの道をどう走っていきますか?

健康やスポーツに関する仕事をしていると、まわりからはとかくストレスもなく、さぞ健康的な生活を送っているのだろうと想像されます。たしかに一般の方に比べたら多少なりともそうかもしれませんが、私もサボりたいと思うときもありますし、ジャンクフードを食べたくなることもあります。また、仕事が忙しいとストレスを抱えがちになり、悩むこともたくさんあります。

しかし私にとって救いなのは、健康であること。そして、どうしたら健康でいられるのかがわかっていることです。

そのためにもっとも重要なことは、「定期的に運動をすること」。そして、その運動することがたまたま好きだったということ。健康でいられる人とそうでない人の違いは、たったそれだけのことだと思っています。

この書籍を通して私が伝えたかったメッセージは、「運動してください」というよりも「生活のなかでからだを動かすことを、いやなことだと認識せずに若返るためと受けとってほしい」ということです。そのことが伝わっていたら、これほど嬉しいことはありません。

あなたは、この書籍を読み終えるまでにどのくらいかかりましたか？ その時間は、あなたが私と向き合ってくださった時間です。ありがとうございます。ですが、ここからはあなたが自分自身と向き合う時間が始まります。もしあなたが以前よりも活動的になったのなら、自分を褒めてあげてください。

最後に、原稿をまとめてくださったフリー編集者の山田真由美さん、大和書房編集部の松岡左知子さん。私の信頼するお二人と形になるものを残せたことを嬉しく思っております。

そして、いつも私を親？ 兄？ 時には親友のように慕ってくれ、サポートしてくれている弊社スタッフ森本浩之、佐藤基之、佐藤毅英、関守、そして取締役の広津千里に、心より感謝しこの書籍を贈ります。

中野ジェームズ修一

本作品は、小社より二〇一一年八月に刊行された『10歳若返るからだをつくる5つの習慣』を改題し、加筆・修正をしたものです。

中野ジェームズ修一
（なかの・じぇーむず・しゅういち）

フィジカルトレーナー。米国スポーツ医学会認定運動生理学士。（株）スポーツモチベーション最高技術責任者。1971年生まれ。メンタルとフィジカルの両面の指導ができる、日本では数少ないスポーツトレーナー。トップアスリートや一般の個人契約者などに対して、やる気を高めながら肉体改造を行うパーソナルトレーナーとして数多くのクライアントを持つ。11年半ぶりに復帰した伊達公子選手の全日本選手権タイトル獲得までの身体蘇生を担当したことでも有名。また、ロンドン・リオ五輪メダリストの福原愛選手や箱根駅伝連覇の青山学院大学陸上競技部長距離ブロックのトレーナーとしても活躍。
主な著書『ザ・ベストストレッチ』『体幹を鍛えると「おなかが出ない」「腰痛にならない」』（大和書房）、『青学駅伝チームのスーパーストレッチ&バランスボールトレーニング』（徳間書店）他多数。

スポーツモチベーション
http://www.sport-motivation.com

だいわ文庫

下半身《かはんしん》に筋肉《きんにく》をつけると
「太《ふと》らない」「疲《つか》れない」

著者　中野《なかの》ジェームズ修一《しゅういち》

二〇一三年六月一五日第一刷発行
二〇一八年八月一五日第四一刷発行

発行者　佐藤 靖
発行所　大和《だいわ》書房
東京都文京区関口一-三三-四 〒一一二-〇〇一四
電話 〇三-三二〇三-四五一一

装幀者　鈴木成一デザイン室
本文デザイン　庄子佳奈
本文イラスト　栗生ゑゐこ
編集協力　山田真由美
本文印刷　厚徳社
カバー印刷　山一印刷
製本　ナショナル製本

ISBN978-4-479-30438-8
乱丁本・落丁本はお取り替えいたします。
http://www.daiwashobo.co.jp

だいわ文庫の好評既刊

＊花輪陽子
かしこい節約生活
お金が貯まらない人の習慣をあっという間に大改革！ラクして会計の「金食い虫」を退治できる方法が満載。今日からマネーの断捨離。
600円
202-1 A

武田邦彦
原発と、危ない日本4つの問題
原発は今どうなってるの？私たちはどうすればいいの？テレビ・雑誌が伝えないことを日本一わかりやすく解説。話題作の文庫化！
648円
203-1 C

細谷功
いま、すぐはじめる地頭力
地頭力の訓練は「明日から」では遅い。仕事や恋愛、人生の問題を解決する思考の力を「いま、すぐ」呼び覚まそう！
700円
204-1 G

＊金嶽宗信
心と体を整える朝坐禅
「坐る」だけで、不思議と雑念や怒りが消えて、物事がシンプルに考えられる！　心が大きくなる！　自宅でできる「心の大そうじ」。
648円
205-1 A

＊加藤雅俊
5秒で不調を治す！すごい万能ツボ
初心者でもツボを見つけやすく速効性のある「万能ツボ」を中心に、日常的に不快な症状＝未病を解消し、病気を防ぐ。
648円
206-1 A

＊加藤雅俊
髪の悩みが9割解消する頭ツボ
抜け毛や薄毛は、頭皮のかたさによるものが大半。頭皮の刺激で、健やかな髪が育ちます。育毛ケアプログラム付き。
650円
206-2 A

＊印は書き下ろし

表示価格はすべて本体価格（税別）です。本体価格は変更することがあります。